A. B. Imhoff   A. Burkart   (Hrsg.)   **Knieinstabilität und Knorpelschaden**

A. B. Imhoff   A. Burkart (Hrsg.)

Knieinstabilität und Knorpelschaden

Das instabile Knie und der Knorpelschaden des Sportlers

Mit 87 überwiegend farbigen Abbildungen und 15 Tabellen

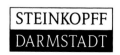

Prof. Dr. med. Andreas B. Imhoff
Dr. med. Andreas Burkart
TU München
Poliklinik für Sportorthopädie
Connollystraße 32, 80809 München

ISBN 3-7985-1143-8 Steinkopff Verlag, Darmstadt

Die Deutsche Bibliothek – CIP-Einheitsaufnahme
Knieinstabilität und Knorpelschaden: Das instabile Knie und der Knorpelschaden des Sportlers / Hrsg.: Andreas B. Imhoff; Andreas Burkart. – Darmstadt: Steinkopff, 1998
  ISBN 3-7985-1143-8

Dieses Werk ist urheberrechtlich geschützt. Die dadurch begründeten Rechte, insbesondere die der Übersetzung, des Nachdrucks, des Vortrags, der Entnahme von Abbildungen und Tabellen, der Funksendung, der Mikroverfilmung oder der Vervielfältigung auf anderen Wegen und der Speicherung in Datenverarbeitungsanlagen, bleiben, auch bei nur auszugsweiser Verwertung, vorbehalten. Eine Vervielfältigung dieses Werkes oder von Teilen dieses Werkes ist auch im Einzelfall nur in den Grenzen der gesetzlichen Bestimmungen des Urheberrechtsgesetzes der Bundesrepublik Deutschland vom 9. September 1965 in der jeweils geltenden Fassung zulässig. Sie ist grundsätzlich vergütungspflichtig. Zuwiderhandlungen unterliegen den Strafbestimmungen des Urheberrechtsgesetzes.

© by Dr. Dietrich Steinkopff Verlag, Darmstadt, 1998
  Printed in Germany

Die Wiedergabe von Gebrauchsnamen, Handelsnamen, Warenbezeichnungen usw. in diesem Werk berechtigt auch ohne besondere Kennzeichnung nicht zu der Annahme, daß solche Namen im Sinne der Warenzeichen- und Markenschutz-Gesetzgebung als frei zu betrachten wären und daher von jedermann benutzt werden dürften.

Produkthaftung: Für Angaben über Dosierungsanweisungen und Applikationsformen kann vom Verlag keine Gewähr übernommen werden. Derartige Angaben müssen vom jeweiligen Anwender im Einzelfall anhand anderer Literaturstellen auf ihre Richtigkeit überprüft werden.

Umschlaggestaltung: Erich Kirchner, Heidelberg
Herstellung: PRO EDIT, Heidelberg
Satz: K+V Fotosatz GmbH, Beerfelden

SPIN 10697867   105/7231-5 4 3 2 1 0 – Gedruckt auf säurefreiem Papier

Vorwort

Dauernde Knieinstabilität durch traumatische ligamentäre oder meniskale Schäden wie auch die direkte traumatische Schädigung der kartilaginären Oberfläche der Gelenke und des subchondralen Knochens sind wesentliche Faktoren in der Entstehung der sekundären Arthrose. Eine normale Gelenkfunktion ohne intakten Gelenkknorpel ist nicht möglich, was umso erstaunlicher ist, als der menschliche Gelenkknorpel nur wenig Potenz zur Regeneration besitzt. Da bisher keine wissenschaftlichen Methoden bekannt sind, die den Prozeß der zunehmenden Knorpeldegeneration vermeiden können, muß es heute unser Ziel sein, den isolierten traumatischen Knorpelschaden möglichst frühzeitig und effektiv zu behandeln und ein instabiles Knie zu stabilisieren.

Ausgelöst durch Meldungen in der Presse über die erfolgreiche Transplantation von autologen Chondrozyten und Chondrozytenzylindern und die In vivo-Neubildung von hyalinem Knorpel wurde bei Patienten und ihren Ärzten viel Hoffnung geweckt. Es scheint, daß wir an der Schwelle zu einer neuen Ära in der Behandlung von Knorpelschäden stehen. Wenn auch Langzeitresultate der verschiedenen konkurrierenden Verfahren noch nicht zur Verfügung stehen können, sind die Resultate bisher vielversprechend. Wir sind jedoch noch weit davon entfernt, daß das Problem des Knorpelschadens und des instabilen Kniegelenkes gelöst wäre.

Unsere Chirurgie- und Arthroskopie-Kurse des Knie- und Schultergelenkes, in Zürich begonnen, seit April 1996 in München weitergeführt, erfreuen sich zunehmender Beliebtheit. Zu unserem Kniekurs im April 1998 hatten wir ausgewiesene Experten und Referenten aus der ganzen Welt eingeladen, den aktuellen Stand der rekonstruktiven Knorpelchirurgie und der modernen Stabilisierungsverfahren bei traumatischen, ligamentären Verletzungen und meniskalen Schäden des Kniegelenkes des Sportlers vorzustellen. Unter Wahrung der individuellen Sicht und Aktualität des Themas wurden deshalb die Beiträge auch in ihrer Originalsprache belassen. Das vorliegende Buch richtet sich deshalb als aktueller Ratgeber an Anfänger und Fortgeschrittene.

Wir bedanken uns herzlich bei allen, die zur Entstehung dieses Buches beigetragen haben. In erster Linie zu Dank verpflichtet sind wir Frau G. Gistl, meiner Sekretärin, die uns bei der Zusammenstellung der Beiträge geholfen hat. Besonders danken wir auch Frau Dr. G. Volkert, die das Projekt im Steinkopff Verlag, der jetzt auch den Bereich Orthopädie vertritt, ermöglicht und tatkräftig unterstützt hat.

München, im September 1998
A. B. Imhoff
A. Burkart

Inhaltsverzeichnis

Grundlagen/Bildgebung

1. Schnittanatomie des Kniegelenkes – Korrelation
   von anatomischem Präparat und Magnetresonanztomographie . . 3
   R. Burgkart

2. Anatomische und biomechanische Aspekte des Gelenkknorpels . . 12
   F. Eckstein, M. Reiser, K.-H. Englmeier und R. Putz

3. MRT bei Kniegelenksverletzungen 21
   T. Merl und P. Gerhardt

4. Patellarsehenentransplantat – MRT-Verlaufskontrolle 27
   K.-A. Riel, A. Seipp und T. Merl

Meniskus-Rekonstruktion

5. Meniskusnaht – Techniken 33
   K.-A. Riel

6. Meniscal Transplantation: Pittsburgh Experience 39
   J. Ticker, E. Yoldas and C. Harner

Knorpelschaden

7. Patellar Cartilage Damage and its Therapy 45
   S. Zaffagnini and M. Marcacci

8. Autologous Chondrocyte Implantation: Current State-of-the-Art . . 60
   S. D. Gillogly

9. Tissue Engineering in Cartilage Repair – In Vitro und In Vivo
   Experimente an zellaugmentierten Kollagenimplantaten 67
   S. Nehrer und M. Spector

10. Erste Ergebnisse nach autologer Chondrozytenimplantation
    unter Berücksichtigung kernspintomographischer
    und histologischer Befunde........................ 75
    A. Burkart und A. B. Imhoff

11. Die Transplantation von autogenem Rippenperichondrium
    zur Behandlung von tiefen Gelenkknorpeldefekten.......... 82
    J. Bruns und P. Behrens

12. Osteochondrale Autograft-Transplantation
    bei verschiedenen Gelenken....................... 88
    A. B. Imhoff und G. Öttl

13. Autogenous Osteochondral Mosaicplasty for the Treatment
    of Focal Chondral and Osteochondral Defects
    of the Femoral Condyles......................... 97
    L. Hangody

Vorderes/hinteres Kreuzband

14. Arthroskopische vordere Kreuzbandplastik mit dem Lig. patellae . 109
    G. Öttl und A. B. Imhoff

15. Die arthroskopische vordere Kreuzbandplastik
    mit Semitendinosussehne und Endobuttonfixation.......... 117
    F. Hoffmann

16. The Quadriceps Tendon-Patellar Bone Construct
    for ACL Reconstruction........................... 126
    H.-U. Stäubli

17. Bioresorbierbare Schrauben
    bei der arthroskopischen vorderen Kreuzbandplastik.......... 140
    T. Schwamborn und A. B. Imhoff

18. Die arthroskopische hintere Kreuzbandrekonstruktion........ 146
    F. Hoffmann

19. Diagnostik und Therapie
    der posterioren und posterolateralen Instabilität............ 152
    N. F. Friederich und W. Müller

20. Die kombinierte vordere und hintere Kreuzbandruptur....... 164
    V. Martinek, G. Steinbacher, N. F. Friederich und W. Müller

21. Arthroskopische kombinierte vordere und hintere
 Kreuzbandrekonstruktion............................ 170
 A. B. Imhoff und V. Martinek

22. Kombinierte vordere Kreuzbandplastik
 und valgisierende hohe Tibiaosteotomie (HTO) 177
 Eva Roscher, A. Burkart und A. B. Imhoff

Autorenverzeichnis

Dr. med. P. Behrens
Orthop. Uni-Klinik Hamburg,
Martinistr. 52, 20246 Hamburg

Prof. Dr. med. J. Bruns
Orthop. Uni-Klinik Hamburg,
Martinistr. 52, 20246 Hamburg

Dr. med. A. Burkart
Abteilung für Sportorthopädie
der TU München, Connollystr. 32,
80809 München

Dr. med. R. Burgkart
Klinik für Orthopädie und
Sportorthopädie der TU München,
Ismaningerstr. 22, 81675 München

Dr. med. M. Dingerkus
Abteilung für Sportorthopädie
der TU München, Connollystr. 32,
80809 München

Dr. med. F. Eckstein
Anatomische Anstalt,
LMU-München, Pettenkoferstr. 11,
80336 München

Englmeier, K.-H.
Anatomische Anstalt, LMU-München,
Pettenkoferstr. 11,
80336 München

PD Dr. med. N. F. Friederich
Orthopädische Klinik,
Kantonsspital Bruderholz,
CH-4101 Bruderholz / BL

Prof. Dr. med. Dr. h.c. P. Gerhardt
Klinik für Röntgendiagnostik
der TU München, Ismaningerstr. 22,
81675 München

Prof. S. D. Gillogly, M.D.
Atlanta Knee & Shoulder Clinic
3200 Downwood Circle 4th Floor
Atlanta, GA 30327, USA

Dr. L. Hangody
Uzsoki Hospital, Mexicoy Ut. 64,
H-1145 Budapest

Prof. Ch. Harner, M.D.
Dept. of Orthopaedic Sports Medicine,
University of Pittsburgh,
Pittsburgh, USA

Dr. med. F. Hoffmann
Orthopädische Klinik,
Städt. Krankenhaus Rosenheim,
Pettenkoferstr. 10, 83022 Rosenheim

Prof. Dr. med. A.B. Imhoff
Abteilung für Sportorthopädie
der TU München, Connollystr. 32,
80809 München

Dr. med. V. Martinek
Orthopädische Klinik,
Kantonsspital Bruderholz,
CH-4101 Bruderholz / BL

Dr. med. T. Merl
Klinik für Röntgendiagnostik
der TU München, Ismaningerstr. 22,
81675 München

Prof. Dr. We. Müller
Orthopädische Klinik,
Kantonsspital Bruderholz,
CH-4101 Bruderholz / BL

Dr. med. S. Nehrer
Universitätsklinik für Orthopädie,
Währinger Gürtel 18,
A-1090 Wien

Dr. med. G. Öttl
Abteilung für Sportorthopädie
der TU München, Connollystr. 32,
80809 München

Prof. Dr. med. R. Putz
Anatomische Anstalt,
LMU-München, Pettenkoferstr. 11,
80336 München

Prof. Dr. med. Reiser
Radiologische Klinik,
Klinikum Großhadern
der LMU-München,
Marchioninistr. 15,
81377 München

PD Dr. K.-A. Riel
Abteilung für Sportorthopädie
der TU München, Connollystr. 32,
80809 München

Dr. med. E. Roscher
Abteilung für Sportorthopädie
der TU München, Connollystr. 32,
80809 München

Dr. med. T. Schwamborn
Abteilung für Sportorthopädie
der TU München, Connollystr. 32,
80809 München

Prof. M. Spector, M.D.
Brigham and Woman Hospital,
Boston, MA, USA

PD Dr. med. H.-U. Stäubli
Chirurgische Klinik, Tiefenauspital,
Tiefenaustr. 112, CH-3004 Bern

Dr. med. G. Steinbacher
Orthopädische Klinik,
Kantonsspital Bruderholz,
CH-4101 Bruderholz / BL

Prof. J. Ticker, M.D.
Island Orthopedics and
Sports Medicine, PC, Massapequa,
New York, USA

Yoldas, E., M.D.
Dept. of Orthopaedic Sports Medicine,
University of Pittsburgh,
Pittsburgh, USA

Dott. med. S. Zaffagnini
Istituti Ortopedici Rizzoli,
Laboratorio Di Biomeccanica,
Via di Barbiano n. 1/10,
I-40136 Bologna

Grundlagen / Bildgebung

1 Schnittanatomie des Kniegelenkes – Korrelation von anatomischem Präparat und Magnetresonanztomographie

R. Burgkart

Zusammenfassung

Bei der Analyse von komplexen Kapselband- und Meniskusläsionen im Bereich des Kniegelenkes ist die Magnetresonanztomographie (MRT) von herausragender Bedeutung. Um das Potential dieses hochauflösenden modernen Schnittbildverfahrens uneingeschränkt nutzen zu können, ist ein detailliertes Wissen der Schnittanatomie notwendig. So führen die Unkenntnis von Normvarianten oder die Fehlinterpretation auf Grund der Komplexität einzelner anatomischer Regionen zu falsch positiven Befunden. Dabei ist die posterolaterale Kniegelenksecke mit einer differenzierten Außenmeniskushinterhornfixation und seiner engen Lagebeziehung zur Popliteussehne sowie dem Arcuatumkomplex und dem Außenband eine besondere anatomische sowie kernspintomographische Herausforderung. Auch der zweilagige Aufbau des medialen Bandapparates mit seiner spezifischen Meniskusfixation ist von diagnostischer Bedeutung. Gefrierschnitte von 3 frischen Leichenknien wurden zur schwerpunktmäßigen Darstellung dieser beiden Regionen in sagittaler und coronarer Ebene mit entsprechenden MRT-Abbildungen korreliert. Dabei wurden jeweils Schnittabstände von 4 mm durchgeführt. Bei dem Vergleich der beiden Abbildungsmodalitäten wurde die hohe Leistungsfähigkeit des MRT bei der exakten Differenzierung von Weichteilstrukturen auch geringer Größe wie z. B. den popliteomeniskealen Faszikeln deutlich. Auch die exakte Differenzierung der verschiedenen Innenbandschichten ist kernspintomographisch problemlos möglich.

Einleitung

Die besondere Bedeutung der Strukturen der posterolateralen Knieregion besteht in ihrer wesentlichen stabilisierenden Funktion für das Gesamtgelenk. Dabei ist eine Voraussetzung für die Stabilität das ungestörte Zusammenspiel der meniskokapsulären, ligamentären sowie muskulären Strukturen. Besteht aufgrund der klinischen Instabilität ein Hinweis auf eine Läsion in dieser Region ist nicht zuletzt aufgrund ihres komplexen Aufbaues häufig eine exakte Diagnostik erst durch den Einsatz moderner bildgebender Verfahren

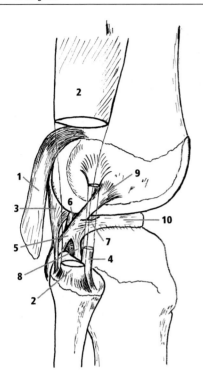

Abb. 1. Ansicht eines rechten Kniegelenkes von lateral. 1 M. gastrocnemius (Cap. lat.), 2 M. Biceps fem., 3 Lig. popliteum arcuatum, 4 Lig. collaterale fibulare, 5 Popliteussehne, 6 Fasciculus popliteomeniscealis superior, 7 Fasciculus popleteofibularis, 9 femoraler Ansatz der Popliteussehne, 10 Meniscus lateralis. (Zeichnung modifiziert nach Jakob und Stäubli 1990)

wieder der MRT möglich. Dabei ist die exakte präoperative Kenntnis des Verletzungsmusters für den sportorthopädisch tätigen Arzt zur adäquaten zielgerichteten Therapie von größter Bedeutung. Ähnlich verhält es sich mit dem medialen Kapselbandkomplex, bei dem im Rahmen häufig auftretender Innenband- und Meniskusläsionen eine differenzierte Verletzungsdiagnostik essentiell sein kann. Neben der Verletzungslokalisation und dem Ausmaß von Innenbandläsionen ist die Beurteilung der regelrechten Innenmeniskusaufhängung und die Abgrenzung zu basisnahen Rißformen von klinischer Bedeutung. Grundvoraussetzung für die präzise Diagnostik ist dabei neben der Kenntnis krankheitsspezifischer Signalveränderungen ein fundiertes schnittanatomisches Wissen bezüglich der entsprechenden Region. Der vorliegende Artikel stellt dabei Ausschnitte früherer Beiträge vor, denen sowohl die ausführliche Methodik als auch weiterführende Literatur entnommen werden kann (Burgkart 1995 a-d).

Anatomie der posterolateralen Knieregion

Als passive Stabilisatoren findet sich in dieser Region das Außenmeniskushinterhorn, die dorsolaterale Gelenkkapsel verstärkt durch Anteile des Ligamentum popliteum obliquum, das Ligamentum popliteum arcuatum und das

1 Schnittanatomie des Kniegelenkes – Korrelation von anatomischem Präparat und Magnetresonanztomographie

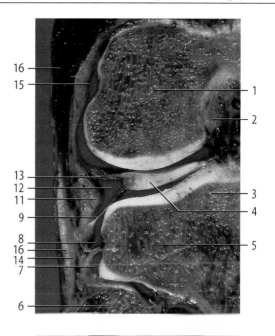

Abb. 2. Coronarer Gefrierschnitt eines re. lateralen Kniegelenkes.
1 Condylus lat. fem.; 2 Lig. cruciatum ant.; 3 Tuberculum intercondyl. lat.; 4 Meniscus lat.; 5 Condylus lat. tib.; 6 Caput fibulae; 7 Articulatio fibulotibialis prox.; 8 Articulatio femorotibialis; 9 Fasciculus popliteomeniscealis inf. (Pars lat.); 11 Sehne des M. popliteus; 12 Hiatus popliteus; 13 Fasciculus popliteomeniscealis superior; 14 Lig. collaterale fibulare; 15 Sulcus popliteus; 16 M. biceps fem. mit Sehne

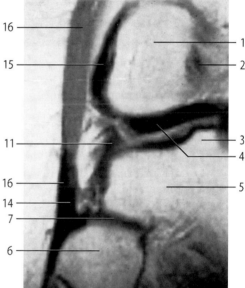

Abb. 3. Coronares MRT eines re. lateralen Kniegelenkes in Spinechotechnik, protonengewichtet (TR 2500, TE 22, SD 4 mm, 1,5 Tesla Magnetom). Erläuterungen s. Abb. 2

Ligamentum collaterale fibulare. Eine aktive Stabilisierung bzw. Dynamisierung passiver Strukturen erfolgt durch den M. gastrocnemius (caput laterale), M. biceps femoris sowie den M. popliteus. Die dominierende Rolle des letztgenannten Muskels führt auch zur Bezeichnung dieser Region als „Popliteuseck".

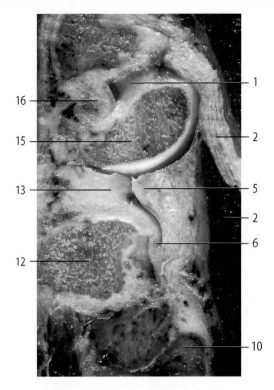

Abb. 4. Sagittaler Gefrierschnitt eines li. Kniegelenkes mit femoralem Popliteussehnenansatz.
1 Sulcus popliteus; 2 M. gastrocnemius (Cap. lat.) mit Sehne; 3 Faserzügel zur dorsalen Gelenkkapsel; 4 Fasciculus popliteomeniscealis superior; 5 Sehne des M. popliteus; 6 Fasciculus popliteomeniscealis inf. (Pars lat.); 7 Fasciculus popliteofibularis; 8 Dorsale Gelenkkapsel; 9 M. popliteus; 10 Caput fibulae; 11 Articulatio fibulotibialis prox.; 12 Condylus lat. tib.; 13 Meniscus lat.; 14 Hiatus popliteus; 15 Condylus lat. fem., 16 Sehne des M. popliteus (femoraler Ursprung)

Die schematische Darstellung in Abb. 1 verdeutlicht gleichzeitig die Komplexität dieser Region. Mit seinem distalen Ansatz an der medialen Tibiarückfläche verläuft der M. popliteus parallel zum Ligamentum popliteum obliquum schräg nach craniolateral. Dabei zieht seine Sehne unter dem Ligamentum popliteum arcuatum über den lateralen Tibiakopf und kreuzt auf Höhe des Kniegelenkspaltes die seitliche Fläche des Außenmeniskus mit dem sie über popliteomeniskeale Faszikel verbunden ist (Abb. 2 und 3). Im dadurch entstehenden Hiatus popliteus verläuft die Sehne schließlich intracapsulär vom Meniskus getrennt unter dem Ligamentum collaterale fibulare hindurch. Im weiteren Verlauf zieht die Popliteussehne schräg nach ventrocranial und setzt in einer kleinen Grube am Ende des Sulcus popliteus am Condylus lateralis femoris an.

Neben der Insertion am Femurcondylus gehen Sehnenzüge nach dorsal in das Ligamentum popliteum arcuatum über und ein Teil der Fasern zieht nach lateral zum Fibulaköpfchen sowie zum Außenmeniskushinterhorn und der dorsalen Gelenkkapsel (Abb. 4–6). Durch das Gegenüberstellen der identischen Schnitte (Abb. 4 und 5) mit Zurückschlagen der Sehne des M. popliteus in der Abb. 5 nach dorsal werden 4 Insertionen dieser Sehne sichtbar. Davon ziehen 2 Zügel, nämlich der Fasciculus popliteomeniscalis superior und inferior (Pars lateralis) nach ventral an die Oberkante bzw. Unterkante

1 Schnittanatomie des Kniegelenkes – Korrelation von anatomischem Präparat und Magnetresonanztomographie

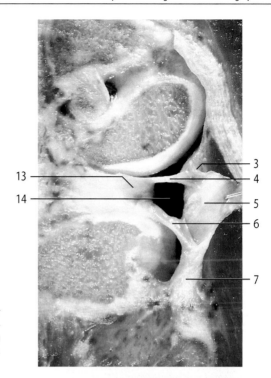

Abb. 5. Identischer sagittaler Gefrierschnitt wie in Abb. 4 mit zurückschlagender Popliteussehne nach dorsal zur Verdeutlichung der popliteomeniskealen Verbindungen. Erläuterungen s. Abb. 4

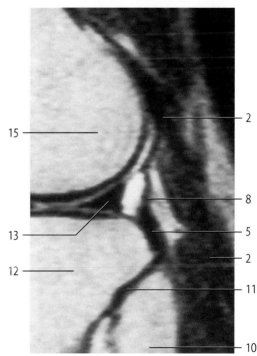

Abb. 6. Sagittales MRT eines lateralen Kniegelenkes mit geringem Gelenkerguß in Spinechotechnik T2 gewichtet (TR 2010, TE 80, SD 4 mm, 1,5 Tesla Gyroscan). Erläuterungen s. Abb. 4

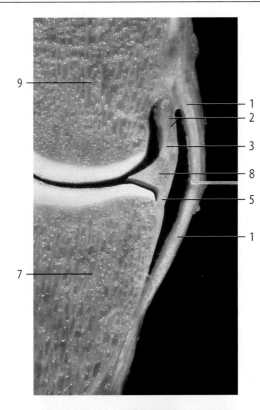

Abb. 7. Coronarer Gefrierschnitt eines re. Kniegelenkes in Höhe der Pars intermedia des Innenmeniskus.
1 Lig. collaterale tib.; 2 Blutgefäße des perimeniskealen Randnetzes; 3 Mediales Kapselband (menisko-femoraler Anteil); 5 Mediales Kapselband (menisko-tibialer Anteil); 6 Lig. collaterale med. posterius; 7 Condylus med. tibiae; 8 Meniscus medialis; 9 Condylus med. femoris

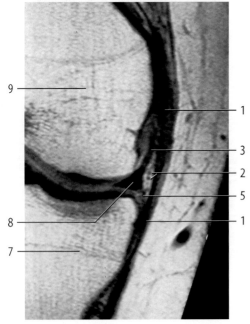

Abb. 8. Coronares MRT eines re. Kniegelenkes in Höhe der Pars intermedia des Innenmeniskus in Spinechotechnik, T1 gewichtet (TR 722, TE 20, SD 4 mm, 1,0 Tesla Magnetom). Erläuterungen s. Abb. 7

1 Schnittanatomie des Kniegelenkes – Korrelation von anatomischem Präparat und Magnetresonanztomographie   9

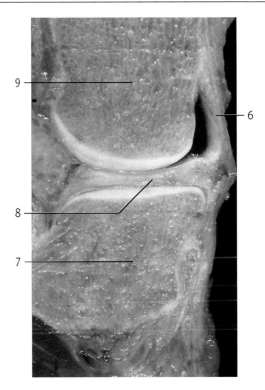

Abb. 9. Coronarer Gefrierschnitt eines re. Kniegelenkes 16 mm dorsal zur Abb. 7. Erläuterungen s. Abb. 7

der Außenmeniskushinterhornbasis und bilden damit die proximale bzw. distale Begrenzung des Hiatus popliteus. Ein weiterer Faserstrang strahlt nach cranial in die dorsale Gelenkkapsel ein und schließlich ist die Verbindung der Poplitealsehne zum Fibulaköpfchen als sogenannter Fasciculus popliteofibularis in ihrem lateralen Verlauf deutlich sichtbar.

In den Kernspintomographien der Abb. 3 und 6 ist sowohl in der coronaren als auch in der sagittalen Schicht im Bereich der Meniskusbasis eine vertikal verlaufende Signalerhöhung erkennbar, die fälschlicherweise bei Unkenntnis der entsprechenden Anatomie als Meniskusbasisabriß fehlgedeutet werden kann.

Anatomie der medialen Kniegelenksregion

Entsprechend der ausführlichen anatomischen Analyse von Warren (1979) findet sich im mittleren Drittel des medialen Weichteilmantels ein dreischichtiger Aufbau. Dabei entspricht anatomisch der 1. Schicht die Fascia curis zusammen mit dem Pes anserinus superficialis, der 2. Schicht das Ligamentum collaterale tibiale das auch als oberflächliches Innenband bezeichnet wird und schließlich die 3. Schicht dem medialen Kapselband, das entsprechend

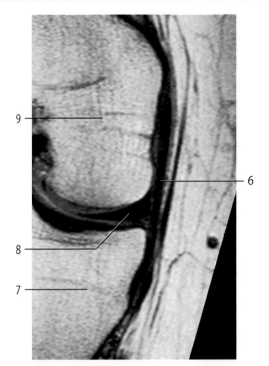

Abb. 10. Coronares MRT eines re. Kniegelenkes 16 mm dorsal zur Abb. 8 in Spinechotechnik T1 (TR 122, TE 20, ST 4 mm, 1,0 Tesla Magnetom). Erläuterungen s. Abb. 7

auch als tiefes Innenband angesprochen wird. Nach ventral vereinigt sich die 2. Schicht mit der 1. zum Retinaculum patellae mediale während nach dorsal die 2. mit der 3. Schicht zum Ligamentum collaterale mediale posterius verschmelzen.

Abb. 7 zeigt einen coronaren Gefrierschnitt in Höhe der Pars intermedia des Innenmeniskus. Durch leichten Zug am Ligamentum collaterale tibiale wird der schichtweise Aufbau des Innenbandes deutlich. Gleichzeitig kommt die Aufhängung des Meniscus medialis über meniskofemorale Zügel nach proximal sowie meniskotibiale Zügel nach distal zur Darstellung. Außerdem sind kleine Gefäßanschnitte, die zum perimeniskalen Randnetz gehören, dem meniskofemoralen Zügel anliegend, abgrenzbar (Abb. 7 und 8). Im Parallelschnitt, 16 mm weiter dorsal, zeigt sich schließlich eine vollständige Verschmelzung beider Anteile mit Ausbildung des Ligamentum collaterale mediale posterius, dem sogenannten hinteren Schrägband (Abb. 9 und 10). In den coronaren Gefrierschnitten wird die straffe ligamentäre Fixierung des Innenmeniskus deutlich, welche die bekanntermaßen eingeschränkte Mobilität im Vergleich zum Außenmeniskus anschaulich macht.

Der zweischichtige Aufbau des Innenbandes im Bereich der Pars intermedia des Innenmeniskus kann bei Unkenntnis der Anatomie zu falsch positiven MRT-Befunden im Sinne von Meniskusbasisabrißen bewertet werden.

Diskussion

Mit zunehmender Bildqualität moderner MR-Tomographien ist zur exakten Analyse ein differenziertes schnittanatomisches Wissen unerläßlich. Neben Darstellung der normalen Schnittanatomie konnte in der vorliegenden Arbeit durch den Vergleich von Gefrierschnitten und MRT gezeigt werden, daß auch in komplexen Kniegelenksregionen wie z.B. posterolateral Weichteilstrukturen geringer Größe bei Verwendung entsprechender Schnittführung und MR-Sequenzen genau in der Kernspintomographie angesprochen werden können. Dies ist eine wesentliche Voraussetzung zur Vermeidung möglicher Fehldiagnosen und einer heutzutage zu fordernden exakten Verletzungsanalyse mit entsprechend adäquatem therapeutischen Procedere.

Literaturverzeichnis

Burgkart R, Schelter R, Eckstein F, Rechl H, Träger J (1995) Schnittanatomie des Kniegelenkes, Korrelation von anatomischen Präparat, CT und MRT – Schwerpunkt: vorderes Kreuzband. Sportorthopäd Sporttraumatol 11.1, S 46–52

Burgkart R, Schelter R, Eckstein F, Rechl H, Träger J (1995) Schnittanatomie des Kniegelenkes, Korrelation von anatomischen Präparat, CT und MRT – Schwerpunkt: posterolaterale Knieregion (Teil 1). Sportorthopäd Sporttraumatol 11.2, S 112–117

Burgkart R, Schelter R, Eckstein F, Sittek H, Träger J (1995) Schnittanatomie des Kniegelenkes, Korrelation von anatomischen Präparat und MRT – Schwerpunkt: posterolaterale Knieregion (Teil 2). Sportorthopäd Sporttraumatol 11.3, S 85–90

Burgkart R, Eckstein F, Sittek H, Schittich I, Träger J, Hipp E (1995) Schnittanatomie des Kniegelenkes, Korrelation von anatomischen Präparat und MRT – Schwerpunkt: hinteres Kreuzband und posteromediale Knieregion. Sportorthopäd Sporttraumatol 11.4, S 262–267

Fabbriciani C, Oransky M (1990) Der Musculus popliteus. In: Jakob R, Stäubli H (Hrsg) Kniegelenk und Kreuzbänder. Springer, S 49–63

Stäubli H, Birrer S (1990) The popliteus tendon and fascicles at the popliteal hiatus: gross anatomy and functional arthroscopic evaluation with and without anterior cruciate deficiency. Arthroscopy 6:209–220

Warren L, Marshall J (1979) The supporting structures and layers on the medial side of the knee. JBJS 61A:56–66

2 Anatomische und biomechanische Aspekte des Gelenkknorpels

F. Eckstein, M. Reiser, K.-H. Englmeier und R. Putz

Zusammenfassung

Das Kapitel behandelt die Funktion, den morphologischen Aufbau und das mechanische Verhalten des Gelenkknorpels, insbesondere die Lastaufteilung zwischen der Proteoglykan-Kollagen-Matrix und der in der Matrix gebundenen Flüssigkeit. Es werden neue, MRT-basierte Methoden angesprochen, die eine Analyse der quantitativen Verteilung des Knorpels am Lebenden ermöglichen. Neben potentiellen Artefaktquellen, Validität und Reproduzierbarkeit dieser Verfahren wird auf die hohe interindividuelle Variabilität des Knorpelvolumens eingegangen sowie seine möglichen Einflußgrößen. Es werden Verfahren vorgestellt, mit denen das Deformationsverhalten des Knorpels und der Flüssigkeits-Austausch zwischen Knorpel und Umgebung am intakten Gelenk analysiert werden können.

Die Funktion des Gelenkknorpels ist es, Kräfte gleichmäßig von einem Segment des Bewegungsapparates auf ein anderes zu übertragen und – insbesondere bei dynamischer Belastung – ein möglichst reibungsfreies Gleiten der Gelenkflächen zu gewährleisten. Dieser Aufgabe kann der Knorpel deshalb nachkommen, weil er aufgrund seines komplexen morphologischen Aufbaus ein im mechanischen Sinne höchst funktionelles und widerstandfähiges Gewebe darstellt und zusätzlich imstande ist, sich den mechanischen Erfordernissen funktionell anzupassen.

Das Volumen des Gelenkknorpels besteht nur zu ca. 2–4% aus Zellen und zu ca. 96-98% aus Zwischenzellsubstanz. Obwohl er lichtmikroskopisch zunächst recht einheitlich erscheint, besitzt er ein hohes Maß an Heterogenität, welche sowohl die verschiedenen Knorpelschichten (Tangentialzone, Transitionalzone, Radiärzone, verkalkter Gelenkknorpel) wie auch unterschiedliche Regionen der Gelenkfläche (Hauptbelastungszonen und Randzonen) betrifft (Kuettner 1992). Die Zellen weisen in den verschiedenen Zonen eine ganz unterschiedliche phänotypische Ausprägung auf, so daß heute strenggenommen nicht mehr von einem einheitlichen Chondrozyten gesprochen werden kann. Die biosynthetische Aktivität der Zellen wird stark von externen (mechanischen) Stimuli reguliert, wobei dynamische Belastung zu einer Erhöhung und statische Belastung zu einer Reduktion ihrer Syntheseleistung führt (Urban 1994).

Das für das Knorpelgewebe typische Kollagen ist der Typ II, wobei vermutet wird, daß sich die dünnen Typ II Moleküle im Sinne einer Legierung um zentrale Typ XI Moleküle lagern, deren Menge die Dicke der Kollagenfibrillen kontrolliert. Diese Kollagenfibrillen werden durch die Kollagene IX sowie die Moleküle COMP, Decorin und Fibromodulin miteinander zu einem komplexen Maschenwerk vernetzt (z. B. Hagg et al. 1997). Das Netzwerk weist in der Tangentialzone eine horizontale, parallel zur Gelenkfläche ausgerichtete und in der Radiärzone eine vertikale Vorzugsrichtung der Fasern auf. Oberflächlich findet sich zusätzlich Kollagen III, welches sehr dünne Fibrillen bildet, im kalzifizierten Knorpel Kollagen X, welches auch im osteoarthrotisch veränderten Gelenkknorpel beobachtet wird und um die Chondrone Kollagen VI, welches mit der Kollagen II/XI Matrix und den Chondrozyten interagiert. Der Tangentialzone kommt eine besondere Bedeutung für die Mechanik des Gelenkknorpels zu; sie verformt sich stärker als die anderen Zonen, bewirkt eine gleichmäßigere Verteilung der mechanischen Dehnungen im Gewebe (Glaser et al. 1998) und ermöglicht einen hydrostatischen Druckaufbau, indem sie den Flüssigkeitsfluß aus dem Gewebe in die Gelenkhöhle limitiert (Setton et al. 1993). Zwischen der Kollagenmatrix und dem Zytoskelett der Chondrozyten scheint über die sog. Integrine eine transmembranäre Kopplung zu bestehen, so daß bei Deformation des Gewebes nicht nur das Volumen der Zellen selbst, sondern auch das ihres Zellkerns abnimmt (Guillak 1995). Es wird aktuell diskutiert, ob dieser Mechanismus neben anderen, wie z. B. elektrischen Potentialen durch Flüssigkeitsströme in der Matrix, zur Regulation der synthetischen Aktivität der Chondrozyten beiträgt.

An die Kollagenmatrix sind die Proteoglykane gebunden, deren Turnover-Zeit ca. 80 Tage beträgt. Die Bindung an das Kollagenfasernetz wird möglicherweise durch Kollagen IX und die Substanzklasse der Matriline bzw. CMPs (Hauser et al. 1996, Wagener et al. 1997) vermittelt. Der Hauptvertreter der Proteoglykane ist das Aggrekan, daß sich dadurch auszeichnet, daß über seine mit Keratansulfat und Chondroitinsulfat besetzten Seitenketten große Mengen Flüssigkeit an sich binden zu können. Der Knorpel besteht daher zu 70–80% aus Flüssigkeit und der in ihm aufgebaute „Quellungsdruck" führt dazu, daß die Kollagenmatrix unter Spannung gesetzt wird. Dies verleiht dem Gelenkknorpel seine typischen mechanischen Eigenschaften. Während der Kollagen- und Wassergehalt des Knorpels in der oberflächlichen Schicht am höchsten sind und zur Tiefe hin abnehmen, weisen die Proteoglykane eine „glocken"-förmige Verteilung auf, d. h. sie finden sich in höchster Konzentration in den mittleren Schichten. In den Hauptbelastungszonen ist ein relativ hoher Proteoglykan- und ein geringer Kollagengehalt zu beobachten, in den Randzonen der Gelenkflächen ist dies umgekehrt.

Im mechanischen Sinne kann der Gelenkknorpel als ein biphasisches Gewebe betrachtet werden (Mow et al. 1984, Goldsmith et al. 1996), dessen Eigenschaften sich durch das Zusammenwirken einer soliden (Proteoglykan-Kollagen-) Matrix und einer ionenreichen Flüssigkeit ergeben. Initial kommt es bei Druckbelastung zu einem hydrostatischen Druckaufbau im Gewebe, wobei sich das Material isokorisch verhält, d. h. sein Volumen bleibt konstant

(Poisson Zahl = 0,5). Während diese initiale Deformation als „elastisch" beschrieben werden kann (einwirkende Kraft und Deformation verhalten sich proportional), kommt es bei kontinuierlicher Belastung sehr rasch zu Flüssigkeitsverschiebungen in und aus der Matrix. Diese bedingen ein zeitabhängiges Deformationsverhalten, bei dem die Last zwischen Flüssigkeit (hydrostatischer Druckaufbau) und der Matrix (Spannung und Dehnung des Proteoglykan-Kollagen-Gerüstes) aufgeteilt wird. Die charakteristischen nicht-linearen mechanischen Eigenschaften des Knorpels, welche sich aus dem Flüssigkeitsfluß ergeben und nicht auf Basis eines einphasigen „elastischen" Materials beschreiben lassen, umfassen u.a. die Phänomene der Hysterese, des Kriechens und der Spannungsrelaxation. Wirkt die Last über lange Zeit, so kommt der Flüssigkeitsfluß schließlich zum Stillstand, die gesamte Last wird dann von der Matrix getragen und das System befindet sich im Gleichgewichtszustand. Im diesem sog. „steady state" besteht nun wiederum ein proportionaler (linearer) Zusammenhang zwischen der einwirkenden Last und der Deformation, wobei die für diesen Zustand berechnete Steifigkeit (ca. 0,5–1 MPa) deutlich geringer ist als die bei initialer oder dynamischer Deformation wirksamen Steifigkeit des Knorpels (ca. 10–40 MPa). Die initiale Deformation scheint stärker vom Kollagengehalt, der Flüssigkeitsfluß und der Gleichgewichtszustand eher vom Proteoglykangehalt bestimmt zu werden.

Da nur die Deformation der Matrix, nicht jedoch der hydrostatische Druck für eine Schädigung des Gewebes verantwortlich gemacht werden kann, ist die Berechnung der zeitabhängigen Lastaufteilung zwischen beiden Phasen von großer aktueller Bedeutung für die Biomechanik. Analytische Berechnungen legen nahe, daß der hydrostatische Druckaufbau für die ersten 100–200 s der Belastung die Matrix vor über 90% der einwirkenden Last abschirmt (Ateshian et al. 1994). Diese Berechnungen konnten in neuester Zeit experimentell an explantierten Materialproben untermauert werden (Soltz und Ateshian 1998). Vorhersagen in physiologisch inkongruenten Gelenken erfordern jedoch aufwendige numerische Berechnungen, wobei vor kurzem nicht-lineare Algorithmen für die Beschreibung des Kontaktes zwischen zwei biphasischen Knorpelschichten entwickelt wurden (Donzelli et al. 1997, Donzelli und Spilker 1998). Die angesprochene Lastaufteilung zwischen der soliden Matrix und der flüssigen Phase kann nur berechnet, aber nicht experimentell gemessen werden.

Obwohl das Verständnis über den Aufbau und die Funktion des Gelenkknorpels in den letzten Jahrzehnten – vor allem durch den Einsatz elektronenmikroskopischer und zellbiologischer Techniken – dramatisch zugenommen hat, ist über die Quantität, Qualität, funktionelle Anpassung und das Deformationsverhalten des Knorpels im intakten Gelenk beim Menschen bislang nur recht wenig bekannt. Dies ist vor allem darauf zurückzuführen, daß bis vor kurzem kein bildgebendes Verfahren zur Verfügung stand, mit dem der Knorpel am Lebenden dargestellt werden konnte. Das gilt auch für die Evaluation sog. „chondroprotektiver" Therapiekonzepte (chirurgisch, physiotherapeutisch, medikamentös), für deren knorpel-schützende bzw. -erhaltende Wirkung es bislang wenig objektive Anhaltspunkte gibt. Erst mit der Magnetresonanztomographie (MRT), in der die Dichte und die Relaxationszeiten der Protonen in einem starken Magnetfeld für die Bildgebung genutzt werden, ist eine direkte Darstellung des Knorpelgewebes möglich geworden. Die Vorteile des Verfahrens sind neben dem guten Weichteilkontrast die multiplanaren Darstellungsmöglichkeiten und die Nichtinvasivität. Da die Methode keine Strahlenbelastung beinhaltet, können auch gesunde Probanden mehrfach in Folge untersucht werden. Wichtig ist es jedoch zu berücksichtigen, daß MRT nicht gleich MRT ist! Die gewonnen Bilder unterscheiden sich je nach Gerät (Magnetfeldstärke), verwendeter Pulssequenz (z.B. Spin- und Gradienten-Echo) und den gewählten Repetitions- und Echozeiten (T1- bzw. T2-Wichtung) dramatisch voneinander. In Abhängigkeit von der gewählten Schnittebene, Schichtdicke und Sequenz sind auch unterschiedliche Artefaktquellen zu erwarten (Partialvolumen-, Chemical-Shift, Suszeptibilität, Truncation-Artefakte etc.), die insbesondere quantitative Messungen ganz erheblich beeinflussen können. Soll die Dicke des Knorpels im Gelenk beurteilt werden, so haben sich hochauflösende, T1-gewichtete, fettunterdrückte Gradientenechosequenzen bewährt (Recht et al. 1993, Peterfy et al. 1994, Eckstein et al. 1996), wobei die T1-Wichtung den Knorpel im Bild hyperintens erscheinen läßt (Abb. 1a). Um das im Knochenmark gebundene Fett (welches sich in T1 gewichteteten Sequenzen üblicherweise noch sehr viel heller darstellt als der Knorpel und damit die Abgrenzung zum subchondralen Knochen stört) im Bild zu unterdrücken, wird ein spektraler Vorpuls in das Gewebe entsandt, der die fettgebundenen Protonen absättigt. Der Knochen stellt sich damit sehr dunkel und mit ausgezeichnetem Kontrast zum Knorpel dar (Abb. 1a). Aufgrund des Vorpulses können aber die Repetitionszeiten nicht unter einen gewissen Wert gesenkt werden, was relativ lange Akquisitonszeiten zur Folge hat. In unserer Arbeitsgruppe werden jedoch derzeit sogenannte Water-Excitation-Sequenzen getestet, bei denen ein sehr ähnlicher Gewebskontrast erreicht wird, der Vorpuls jedoch entfallen kann (Abb. 1b). Damit können auch sehr kurze Echozeiten eingesetzt werden (TE < 7 ms), was den Kontrast besonders in den tiefen Knorpelschichten erhöht. Mit diesen Sequenzen läßt sich beispielsweise eine Kniegelenk bei einer Auflösung von $1,5 \times 0,3 \times 0,3$ mm^3 in weniger als 10 Minuten darstellen und die Patella in ca. 3 Minuten. Die genannten Auflösungen (Bildmatrix 512 Bildpunkte) sollten dann zur Anwendung kommen, wenn quantitative Bestimmungen des Knorpels angestrebt werden; klinisch übliche Auflösungen von $3 \times 0,6 \times 0,6$ mm^3 sind hierfür nicht geeignet.

Aus Schnittbildern allein ist allerdings keine quantitative Beurteilung des Gelenkknorpels möglich, weil die Lage und Orientierung der Schichten nicht identisch reproduziert werden kann. Eine gangbare Alternative ist aber, das gesamte Volumen des Gelenkknorpels aus den Schichten zu rekonstruieren (Abb. 2). Hieraus kann die Menge des insgesamt vorhandenen Gewebes berechnet und – mittels geeigneter Bildverarbeitungsmethoden (Lösch et al. 1997, Stammberger et al. 1998a) – die Dicke dreidimensional, d.h. unabhängig von der ursprünglichen Lage und Orientierung der Schichten, bestimmt werden. Ein solches Verfahren eignet sich insbesondere auch, um einen fort-

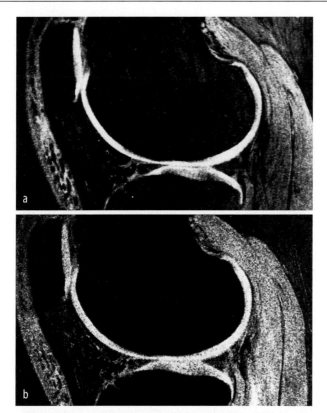

Abb. 1. Sagittales MR-Bild des Kniegelenk eines Probanden (Auflösung $2 \times 0{,}3 \times 0{,}3$ mm^3). **a** Konventionelle Fettunterdrückung mit Vorpuls (TR=43 ms, TE=11 ms, FA=30°), **b** Direkte Wasseranregung (TR=17 ms, TE=6,6 ms, FA=20°)

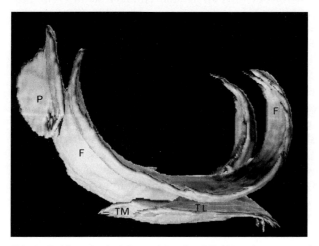

Abb. 2. Dreidimensionale Rekonstruktion des Gelenkknorpels aus sagittalen MR-Schichtbildern: P=Patella; F=Femur; TM=mediale Tibia; TL=laterale Tibia

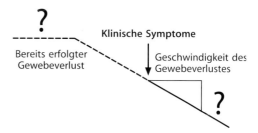

Abb. 3. Diagram zum Gewebeverlust bei Osteoarthrose: Die Präzision, mit der ein fortschreitender Gewebeverlust quantifiziert werden kann, wird durch die Reproduzierbarkeit des Verfahrens bestimmt. Die Präzision, mit der ein zum Zeitpunkt der Diagnosestellung bereits erfolgter Gewebeverlust abgeschätzt werden kann, wird durch die Verfügbarkeit von Normwerten bedingt sowie die Kenntnis der Einflußgrößen, die das individuelle Knorpelvolumen maßgeblich bestimmen.

schreitenden Gewebeverlust bei osteoarthrotischer Degeneration der Gelenke zu erfassen (Abb. 3).

In diesem Zusammenhang stellen sich drei wichtige Fragen:
- Wie genau (valide) ist die quantitative Bestimmung des Gelenkknorpels in der MRT?
- Wie exakt lassen sich Änderungen im Zeitverlauf bestimmen, d.h. wie groß ist die Reproduzierbarkeit (technische Präzision) des Verfahrens?
- Wieviel Gewebe ist zum Zeitpunkt der Diagnose gegenüber dem Normalzustand verlorengegangen und wie kann dieser Gewebeverlust abgeschätzt werden?

Die Validität der angesprochenen Sequenzen im Kniegelenk wurde mit mehreren Vergleichsmethoden bestätigt (Peterfy et al. 1994, Eckstein et al. 1996, Haubner et al. 1997, Schnier et al. 1997). Es konnte auch gezeigt werden, daß sich möglicherweise vorhandene Magnetfeld-Inhomogenitäten nicht in geometrischen Verzerrungen niederschlagen (Schnier et al. 1998). Die Reproduzierbarkeit der Volumen- (Eckstein et al. 1998a) und der -dickenbestimmung (Stammberger et al. 1998a) ist sehr hoch (CV% der Gelenkflächen zwischen 1,5 und 4%), d.h. an einem einzelnen Individuum können Veränderungen der Patella und des Femurs von ca. 5% und an der Tibia von ca. 10% auf Basis von zwei Einzelmessungen mit 95% Konfidenz nachgewiesen werden. Mit der Water-Exzitation-Sequenz läßt sich die Reproduzierbarkeit an der Tibia bei koronarer Schichtführung mit 1,2 mm Schichtdicke auf <2,5% steigern (Hyhlik-Dürr et al. 1998, Faber et al. 1998), die Präzision scheint bei degenerativen Veränderungen nicht wesentlich abzunehmen.

Erstaunlich ist die hohe interindividuelle Variabilität des normalen Knorpelvolumens (CV% in den Gelenkflächen des Knies zwischen 20 und 25% – Eckstein et al. 1998b). Auch das Verhältnis der Knorpelvolumina untereinander bzw. der Anteil jeder einzelnen Gelenkfläche am Gesamtvolumen ist äußerst variabel (Eckstein et al. 1998b). Dies macht es ausgesprochen schwierig, das ursprüngliche Knorpelvolumen eines Individuums vor Beginn osteoarthrotischer Veränderungen und den bereits erfolgten Gewebeverlust „a po-

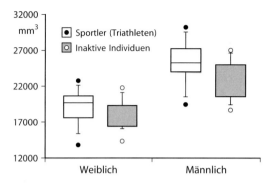

Abb. 4. Knorpelvolumen bei trainierten (Triathleten, > 10 Std. pro Woche Training) und körperlich inaktiven (< 1 Std. sportliche Aktivität pro Woche) Frauen und Männern. Obwohl die Sportler etwas höhere Mittelwerte aufweisen als die inaktiven Individuen, ist eine starke Überlappung zwischen den Kollektiven zu beobachten. Es bestehen keine statistisch signifikanten Unterschiede zwischen Triathleten und inaktiven Individuen, aber zwischen Frauen und Männern.

steriori" abzuschätzen (Abb. 3). Nach den bisher vorliegenden Daten ergibt sich kein enger Zusammenhang zwischen dem Knorpelvolumen, dem Alter, dem Körpergewicht (r = 0,3) und der Körpergröße (r = 0,3). Der Tibiakopfdurchmesser (r = 0,8) erlaubt jedoch eine Abschätzung von ca. 60% der Variabilität (Eckstein et al. 1998b). Derzeit untersuchen wir, ob sich über eine Bestimmung der Muskelquerschnitte eine bessere Prädiktion des individuellen Knorpelvolumens erzielen läßt. Männer weisen ein im Unterschied zu Frauen um ca. 30% höheres Knorpelvolumen des Kniegelenks auf, nach Normierung auf das Körpergewicht und den Tibiakopfdurchmesser bestehen jedoch keine signifikanten geschlechtsspezifischen Unterschiede (Lukasz et al. 1998). Erstaunlich ist vor allem, daß zwischen Sportlern (Triathleten) und körperlich inaktiven Personen keine auffälligen Unterschiede bestehen (Abb. 4). Trainierte Männer weisen im Durchschnitt ein um ca. 10% (Mühlbauer et al. 1998), trainierte Frauen ein um ca. 7% höheres Knorpelvolumen auf; die interindividuelle Variabilität ist jedoch in beiden Gruppen sehr hoch und die Werte in den beiden Kollektiven überlappen sich erheblich.

Derzeit bemühen wir uns darum, mit verbesserten Segmentationsalgorithmen (Stammberger et al. 1998b) den Zeitbedarf für die interaktive Volumen- und Dickenanalyse (augenblicklich ca. 5 Std. für ein Kniegelenk) zu reduzieren und damit auch die Reproduzierbarkeit weiter zu erhöhen. Es sollen an größeren Kollektiven geschlechtsspezifische Normwerte in verschiedenen Altersgruppen erstellt und die Einflußgrößen des individuellen Knorpelvolumens genauer analysiert werden.

Mit der MRT läßt sich auch ein funktioneller Einblick in die Biomechanik des Gelenkknorpels im intakten Gelenk nehmen. Zu diesem Zweck haben wir einen metallfreien, pneumatischen Kompressionsapparat entwickelt (Herberhold et al. 1998), mit dem sich die Patella eines Kniegelenkspräparates in dem Magneten mit bis zu 1500 N belasten läßt. Dabei kann die Deformation

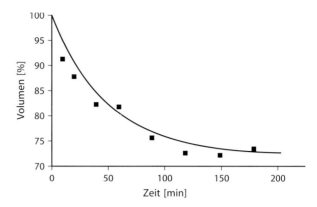

Abb. 5. Reduktion des patellaren Volumens an einem Kniegelenkspräparat im intakten Gelenk bei statischer Kompression mit 2-fachem Körpergewicht in der MRT. Nach ca. 200 Minuten ist das Volumen um ca. 30% reduziert, d.h. es wurden ca. 50% der im Knorpel gebundenen Flüssigkeit verdrängt.

des femoropatellaren Knorpels *in situ* bei intakter Gelenkkapsel bestimmt werden. Über die Volumenbestimmung läßt sich auch exakt berechnen, wieviel Flüssigkeit aus dem Gelenkknorpel verdrängt wird. Abbildung 5 zeigt die zeitabhängige Volumenabnahme des patellaren Knorpels bei statischer Kompression mit zweifachem Körpergewicht: Zu Beginn wird nur eine relativ geringe Flüssigkeitsverdrängung beobachtet; das Gleichgewicht wird nach ca. 200 Minuten erreicht, wobei das Volumen auf ca. 70% abnimmt. Da die Matrix selbst nicht kompressibel ist und ca. 70% des Extrazellularraumes aus Flüssigkeit bestehen, läßt sich ableiten, daß während der Kompression ca. 50% des gebundenen Wassers aus dem Knorpel verdrängt werden.

Am Lebenden kann selbstverständlich keine statische Kompression über Stunden ausgeübt werden. Wir haben aber unter Zuhilfenahme einer besonders schnellen Sequenz (Tieschky et al. 1997), deren Auflösung nachträglich durch Interpolationstechniken erhöht wird, Untersuchungen an gesunden Probanden im Zeitraum von 3–7 Minuten nach 50 Kniebeugen durchgeführt. Dabei war zu beobachten, daß das Knorpelvolumen nach dynamischer Aktivität um durchschnittlich 6% abnimmt (Eckstein et al. 1998c). Eine Wiederholung der Kniebeugen in Intervallen von 15 Minuten oder das Durchführen von 100 Kniebeugen führt zu keiner weiteren Abnahme des Volumens. Interessant ist dabei besonders, daß ein Zeitraum von über 90 Minuten benötigt wird, bis die Flüssigkeit komplett in den Gelenkknorpel zurückgeflossen ist und bis dieser sein Ausgangsvolumen wieder erreicht hat.

Aspekte zukünftiger Untersuchungen umfassen den Einfluß verschiedenartiger Belastungen auf das Knorpelvolumen sowie den Einfluß der Kompression auf die chondrale Signalintensität, wobei letztere als potentieller Indikator ultrastruktureller Veränderungen während der Deformation betrachtet werden kann. Mit den genannten Verfahren soll der Flüssigkeitsaustausch zwischen Knorpel und Umgebung am intakten Gelenk (und nicht nur an explantierten Materialproben) genauer analysiert werden. Mittels Computersimulationen (Finite Elemente Methode) können dabei auch die Lastaufteilung zwischen der soliden Matrix und der im Knorpel gebunden Flüssigkeit berechnet und die mechanischen Gegebenheiten, welche zur Arthrose führen, besser charakterisiert werden. In der Kombination von numerischen Modellen und der MRT liegt damit ein hohes Potential für die zukünftige Grundlagenforschung am Gelenkknorpel.

Danksagung. Wir danken den Mitarbeitern der Arbeitsgruppe und allen Doktoranden für ihre engagierte Mitarbeit in den vorgestellten Projekten.

Literatur

1. Ateshian GA et al (1994) J Biomech 27:1347
2. Donzelli P et al. (1997) Transactions of the ORS 22:82
3. Donzelli P and Spilker R (1998) Comp Meth Appl Mech Eng 153:63
4. Eckstein F et al (1996) Magn Reson Med 36:256
5. Eckstein F et al. (1998a) Am J Roengenol 170:593
6. Eckstein F et al. (1998b) Anat Embryol 197:383
7. Eckstein F et al. (1998c) Radiology 207:243
8. Faber SC et al (1998) Medizin im Bild: im Druck
9. Glaser C and Putz R (1998) Transactions ORS 23:902
10. Goldsmith AAJ et al (1996) Med Eng Phys 18:89
11. Guillak F (1995) J Biomech 28:1529
12. Hagg R (1997) J Biol Chem 272:20650
13. Haubner M et al. (1997) Magn Reson Imag 15:805
14. Hauser N et al. (1996) J Biol Chem 271:32247
15. Herberhold C et al. (1998) Magn Reson Med: im Druck
16. Hyhlik-Dürr A. et al. (1998) Ann Anat 180 (Suppl.): p. 16
17. Kuettner KE et al. (1992) Articular cartilage and osteoarthritis. Raven Press, New York
18. Lösch A et al. (1997) Magn Reson Imag 15:795
19. Lukasz S et al. (1998) Ann Anat: eingereicht
20. Mow VC et al (1984) J Biomech 17:377
21. Mühlbauer R et al. (1998) Sportorthopädie Sporttraumatologie: im Druck
22. Peterfy CG et al (1994) Radiology 192:485
23. Recht MP et al (1993) Radiology 187:473
24. Schnier M et al. (1997) Fortschr. Röntgenstr. 167:521
25. Schnier M et al. (1998) Biomedizinische Technik: im Druck
26. Setton LA et al (1993) J Biomech 36:581
27. Soltz MA and Ateshian GA (1998) Transactions of the ORS 23:224
28. Stammberger T et al. (1998a) Magn Reson Med: eingereicht
29. Stammberger T et al. (1998b) in Informatik Aktuell, Springer, Berlin: p. 164
30. Tieschky M et al. (1997) J Orthop Res 15:808
31. Urban JPG (1994) Brit J Rheumatol 33:901
32. Wagener R et al. (1997) FEBS-Lett. 413:129

3 MRT bei Kniegelenksverletzungen

T. Merl und P. Gerhardt

In den letzten 15 Jahren hat sich die Magnetresonanztomographie neben klinischer Untersuchung und klassischem Röntgenbild zur diagnostischen Methode der Wahl bei Erkrankungen des muskuloskelettalen Systems entwickelt. Unklare Gelenkbeschwerden können seit Einführung der Magnetresonanztomographie in den diagnostischen Algorithmus wesentlich früher und differenzierter beurteilt werden. Gegenstand dieser kurzen Übersicht, die keinen Anspruch auf Vollständigkeit erheben kann, sollen die diagnostischen Möglichkeiten und Grenzen der MRT des Kniegelenkes sein.

Zu den physikalisch-technischen Voraussetzungen der MRT, der allgemeinen Untersuchungsstrategien und Normalanatomie sei auf die Bücher von Resnick [19], Stoller [26] und Mink [16] verwiesen.

Menisken

Die Magnetresonanztomographie eignet sich besonders für die Diagnostik von Meniskusschäden, weil sie degenerative oder traumatische Veränderungen des Meniskus bereits sehr früh und auch bei noch unklaren klinischen Beschwerden erfasst. Darüberhinaus ist sie ein nichtinvasives, preiswertes, untersucherunabhängiges und gut reproduzierbares Verfahren.

Menisken bestehen beim Erwachsenen überwiegend aus kollagenem Faserknorpel, der in der MRT in T1 und T2 Wichtung signalarm erscheint. Traumatisch bedingt, aber auch durch degenerative Veränderungen können Signalanhebungen entstehen, die Änderungen der Faserstruktur entsprechen. Bei der Beurteilung des Meniskus sind folgende Punkte zu prüfen und zu beschreiben:

Form und Größe des Meniskus, Vorliegen von Normvarianten (Scheibenmeniskus, Aplasien), Form, Größe und Breite einer Signalveränderung (auch im Vergleich zum angrenzenden Knorpel), Ausrichtung und Lokalisation der Signalveränderung im Meniskus (rote oder weiße Zone, größter und kleinster Abstand zum Außenrand des Meniskus) und ihre Beziehung zur Oberfläche. Bei Vorliegen eines Korbhenkelrisses ist zusätzlich anzugeben, ob eine Luxation des freien Fragmentes vorliegt, ebenso ist stets der Zustand der angrenzenden Strukturen (Knorpel, Knochen, Bänder) zu beschreiben. Wichtig ist die Beurteilung der Genese einer Signalveränderung (traumatisch vs.

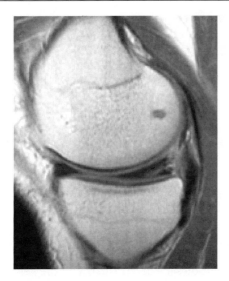

Abb. 1. Riß im IM HH

degenerativ) und die besondere Beschreibung der für den Operateur nicht oder schlecht sichtbaren Veränderungen. Die meniskokapsuläre Separation ist leider in der MRT nur schwierig beurteilbar.

Typische Pitfalls wie die Ligg. transversa und meniscofemorale, der Popliteusschlitz oder Artefakte durch das „magic angle" Phänomen oder durch Gefäßpulsation sind zu berücksichtigen.

In der radiologischen Literatur wurden mehrere Klassifikationssysteme für meniskale Signalveränderungen veröffentlicht. Entscheidend für die Therapieplanung erscheint jedoch eine eindeutige Beschreibung und Wertung des Befundes.

Die Magnetresonanztomographie-Sensitivität für die Diagnose eines Meniskussrisses liegt nach mehreren großen Studien zwischen 87 und 97% für den Innenmeniskus und bei 69 bis 92% für den Außenmeniskus, die Spezifität zwischen 82 und 91% bzw. 91 bis 98% (die großen Spannbreiten erklären hier wie im Folgenden durch das Zusammenfassen vieler, zum Teil heterogenen Studien).

Der besondere Wert liegt dabei vor allem im sehr hohen negativen Vorhersagewert von regelhaft über 90%. Vergleicht man damit die Treffsicherheit von Arthroskopien (gemessen an Arthrotomien und Präparatestudien), werden mit der nicht invasiven MRT vergleichbare Werte erreicht. Die entsprechenden Treffsicherheiten liegen für die klinische Untersuchung bei 70 bis 75%, mit Sensitivitäten bis maximal 85%, wobei das Zeichen mit der höchsten Sensitivität (Druckschmerz über dem Gelenkspalt) nur eine Spezifität von 30% aufweist. Selbst eine Kombination von mehreren klinischen Zeichen erreicht nur einen negativen Vorhersagewert von 67% und liegt damit deutlich unter der des MRT.

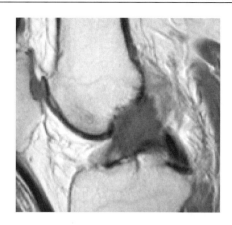

Abb. 2. Ruptur vorderes Kreuzband

Die Treffsicherheit der Magnetresonanztomographie für die Meniskusdiagnostik bei kombinierten VKB-/Meniskusläsionen sind etwas niedriger, gleichwohl der rein klinischen Diagnose immer noch überlegen.

Vorderes Kreuzband

Läsionen des VKB sind klinisch regelhaft gut diagnostizierbar. Hier hilft die MRT weitere Begleitverletzungen zu erfassen, wie assoziierte Meniskusläsionen, osteochondrale Läsionen oder Verletzungen der Kollateralbänder, die posttraumatisch häufig wegen des Muskeltonus schwer zu quantifizieren sind. Zeichen der VKB-Ruptur sind die Kontinuitätsunterbrechung oder der fehlende Nachweis in typischer anatomischer Position, eine scheinbare Verdoppelung des HKB, die Ventralluxation des Tibiakopfes und die Dorsalverlagerung des lateralen Meniskus. Häufig kommt es zum typischen Knochenödem im lateralen Femurkondylus und im dorsolateralen Tibiaplateau. Im Kreuzband gelegene Signalanhebungen sind besonders sorgfältig zu analysieren, ebenso wie ossäre Ausrisse bei Jugendlichen, hinsichtlich intrinsischer Teilläsionen des Bandes. T 2 gewichtete Schnitte in gekippt coronarer Schichtführung sind in Zweifelsfällen hilfreich. In der radiologischen (und Teilen der orthopädischen) Literatur wird von einer partiellen VKB-Ruptur gesprochen, die von vielen erfahrenen Arthroskopikern bestritten wird; es werden hier, wie für die sogenannte chronische Ruptur, geringere Treffsicherheiten von 40 bis 75% angegeben.

Auch für das VKB gibt es typische diagnostische Pitfalls wie die Ligg. transversa und meniscofemorale, die jedoch regelhaft gut von pathologischen Veränderungen unterscheidbar sind.

Die Treffsicherheit liegt für die klinische Diagnostik bei 75 bis 95%, wobei bei frischen Verletzungen die Untersuchbarkeit erheblich erschwert sein kann. Die Magnetresonanztomographie weist eine Treffsicherheit von 92 bis 100% auf.

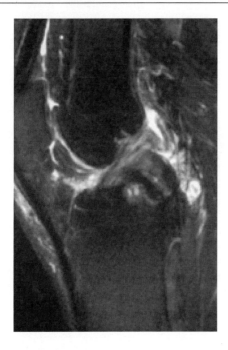

Abb. 3. Riss des VKB und HKB

Hinteres Kreuzband

Läsionen des HKB sind viel seltener als die des VKB, bei ca. 3% aller Kniegelenksverletzungen mit Hämarthros findet sich eine HKB Läsion. Häufigster Mechanismus ist der Anprallunfall durch Autostoßstangen. Das HKB ist erst seit jüngerer Zeit operativ so in die Aufmerksamkeit geraten, daß es auch vergleichende Studien mit der Magnetresonanztomographie gibt: Klinisch wird die Diagnosetreffsicherheit mit ca. 50 bis 60%, in der MRT mit nahezu 100% angegeben. Analog zur VKB Ruptur finden sich häufig Knochenödeme in der anterolateralen Tibia und im posterolateralen Femurkondylus. Ebenso wie beim VKB ist das Phänomen der Teilruptur des HKB kontrovers diskutiert.

Kollateralbänder

Für die Beurteilung der Bandstrukturen gelten prinzipiell die gleichen Kriterien: Anatomisch regelrechter Verlauf, Kontinuität, intraligamentäre Signalveränderungen, indirekte Zeichen einer Läsion, Umgebungsbeurteilung.

Medialer Kollateralbandkomplex: Für die Beurteilung in der MRT wird das Konzept von Warren und Marshall, in dem drei Schichten unterschieden werden, übernommen und deren Intaktheit beurteilt. Nicht zuletzt wegen der guten klinischen Untersuchbarkeit und der klinisch gestellten Rekonstruktionsindikation gibt es nur wenige Studien, die die Treffsicherheit der MRT prü-

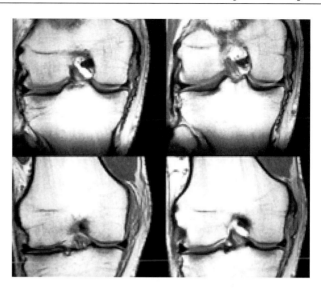

Abb. 4. Kollateralbandläsion

fen, gerade die Frage nach einer meniskokapsulären Separation ist leider nicht befriedigend beantwortet. Insbesondere die Diagnose einer meniskotibialen Separation und ihre Abgrenzung gegen physiologische Recessus oder Bursitiden ist gelegentlich schwierig.

Lateraler Kollateralbandkomplex: Auch lateral werden drei Schichten unterschieden, die separat auf Läsionen untersucht werden müssen. Trotz des komplexen Zusammenspiels der Stabilisatoren posterolateral gibt es bisher nur wenige Untersuchungen, die die Treffsicherheit der MRT geprüft haben. Die genaue Beurteilung erscheint jedoch außer den Standardabschnittebenen weitere Ebenen notwendig zu machen.

Literatur

1. Chernye S (1989) Disorder of the knee. In: Deer et al. (eds) Principles of orthopaedic practice, vol 2. McGraw-Hill New York, p 1283
2. De Smet AA, Norris MA, Yandow DR, Graf BK (1993) Diagnosis of mensical tears of the knee with MR imaging: effect of observer variation and sample size on sensitivity and specificity. AJR Am J Roentgenol 160:555
3. De Smet AA, Tuite MJ, Norris MA, Swan JS (1994) MR diagnosis of meniscal tears: analysis of causes of errors. AJR Am J Roentgenol 163:1419
4. Ekman EF, Pope T, Martin DF, Cuel WW (1994) Magnetic resonance imaging of iliotibial band syndrome. Am J Sports Med 22:851
5. Fischer SP et al. (1991) Accuracy of diagnosis from magnetic resonance imaging of the knee. J Bone Joint Surg [Am] 73:2
6. Fitzgibbons RE, Shelbourne KD (1995) 'Aggressive' nontreatment of lateral meniscal tears seen during anterior cruciate ligament reconstruction. Am J Sports Med 23:156
7. Fowler PJ, Lubliner JA (1989) The predictive value of five clinical signs in the evaluation of meniscal pathology. Arthroscopy 5:184

8. Irizarry JM, Recht MP (1997) MRI of Knee Ligaments and the Postoperative Knee. In: Kneeland JB (ed): Radiological Clinics of North America. Vol 35 Number 1 January pp 45–77
9. Jackson DW, Jennings LD, Maywood RM, Berger PE (1988) Magnetic resonance imaging of the knee. Am J Sports Med 16:29
10. Justice WW, Quinn SF (1995) Error patterns in the MR imaging evaluation of menisci of the knee. RSNA 196:617
11. Lee JK et al. (1988) Anterior curciate ligament tears: MR imaging compared with arthroscopy and clinical tests. Radiology 166:861
12. Lintner DM, Kamaric E, Moseley JB, Noble PC (1995) Partial tears of the anterior curciate ligament. Are they clinically detectable? Am J Sports Med 23:111
13. Mesgarzadeh M, Moyer R, Leder D, Revesz G (1993) MR imaging of the knee: expanded classification and pitfalls to interpretation of meniscal tears. Radiographics 13:489
14. Miller MD, Johnson DL, Harner CD, Fu FH (1993) Posterior cruciate liagment injuries. Orthop Rev November:1201
15. Mink JH et al. (1988) Tears of the anterior cruciate ligament and menisci of the knee: MR imaging evaluation. Radiology 167:769
16. Mink JH, Reicher MA, Crues JV III, Deutsch AL (1993) MRI of the Knee. Raven Press 2nd ed
17. Quinn SF, Brown TR, Szumowski J (1992) Menisci of the knee: radial MR imaging correlated with arthroscopy in 259 patients. Radiology 185:577
18. Reiser M, Vahlensieck M (1997) Kniegelenk. In: Vahlensieck M, Reiser M (Hrsg): MRT des Bewegungsapparates. Thieme pp 169–219
19. Resnick D, Kang HS (1997) Internal Derangement of Joints. WB Saunders pp 555–787
20. Rubin DA (1997) MRI of the Knee Menisci. In: Kneeland JB (ed): Radiological Clinics of North America. Vol 35 Number 1 January pp 21–44
21. Schweitzer MS, Tran D, Deely DM, Hume EL (1995) Medial collateral ligament injuries: evaluation of multiple signs, prevalance and location of associated bone bruises and assesment with MR imaging. Radiology 194:825
22. Sonin AH, Fitzgerald SW, Friedman H, Hoff FL et al. (1994) Posterior cruciate ligament injury: MR imaging diagnosis and patterns of injury. Radiology 190:455
23. Sonin AH, Fitzgerald SW, Hoff FL, Friedman H et al. (1995) MR imaging of the posterior cruciate ligament: Normal, abnormal, and associated injury patterns. Radiographics 15:552
24. Speer KP, Warren RF, Wickiewicz TL, Horowitz L (1995) Observations on the injury mechanism of anterior cruciate ligament tears in skiers. Am J Sports Med 23:77
25. Spiers ASD, Meagher T, Ostlere SJ (1993) Can MRI of the knee affect arthroscopic practice? A prospective of 58 patients. J Bone Joint Surg [Br] 75:49
26. Stoller DW (1997) Magnetic Resonance Imaging in Orthopedics and Sports Medicine. Lippincott-Raven 2nd ed pp 203–443
27. Veltri DM, Warren RF (1994) Posterolateral instability of the knee. J Bone Joint Surg 76(A):460
28. Yu JS, Salonen DC, Hodler J, Haghighi O, Trudell D et al. (1996) Posterolateral aspect of the knee improved MR imaging with a coronal oblique technique. Radiology 198:199

4 Patellarsehnentransplantat – MRT-Verlaufskontrolle

K.-A. Riel, A. Seipp und T. Merl

Kernspintomographisch signalarme Transplantate werden als eingeheilt beurteilt [1, 2, 3, 4, 6]. Es wird behauptet, signalreiche Transplantate seien fehlplaziert [5]. Eigene Beobachtungen widersprachen diesen Darstellungen. Prospektiv wurden deshalb freie Patellarsehnentransplantate als vorderer Kreuzbandersatz (vKB) kernspintomographisch im Einheilungsverlauf beobachtet.

Patienten und Methode

1994 wurden 63 vKB-Transplantate prospektiv 4 Wochen, 6 Monate und in der Folge jährlich klinisch und kernspintomographisch untersucht. Zur MRT-Darstellung wurde ein Niederfeld-Teilkörpersystem, 0,2 T ARTOSCAN, eingesetzt [7]. Angefertigt wurden T 1- und T 2-gewichtete sagittale und coronare, ggf. auch axiale Schichtführungen.

Ergebnisse

Alle Transplantate konnten als durchgängige Struktur dargestellt werden. Die Interferenzschrauben störten die Beurteilung nicht. Etwa 35% der Transplantate durchliefen eine MRT-Signalveränderung (Tabelle 1).

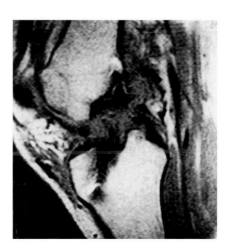

Abb. 1. MRT-Kontrolle nach 6 Monaten. Das Transplantat scheint zu verdämmern, die Prognose ist scheinbar sehr ungünstig

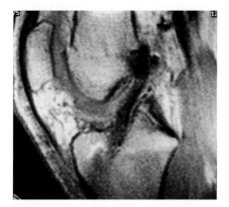

Abb. 2. MRT-Kontrolle nach zwei Jahren. Das Transplantat ist wieder durchgängig und signalarm

Tabelle 1.

MRT-Signal	4 Wo.	6 Mo.	1 Jahr	2 Jahre
signalarm	90%	65%	75%	80%
signalreich	10%	35%	25%	20%

Das Signalverhalten korrelierte nicht mit dem klinischen Befund: stabile Transplantate waren meist, aber nicht immer signalarm; andererseits waren 4 nicht stabile Transplantate in der MRT-Kontrolle signalarm.

Schlußfolgerung

Das Signalverhalten des Patellarsehnentransplantates scheint vom Zeitpunkt der MRT-Untersuchung abhängig zu sein. Das MRT-Bild läßt keine Aussage zur Klinik und Prognose zu.

Literatur

1. Allgayer B, Gradinger R, Lehner K, Flock K, Gewalt Y (1991) Die Kernspintomographie zur Beurteilung des vorderen Kreuzbandersatzes mit Sehnentransplantaten. Fortschr Röntgenstr 4, 294–298
2. Bachmann v.G, Cassens J, Heinrichs C, Saltenberger H, Bauer T, Rauber K (1994) MRT des Knies in der Verlaufskontrolle der vorderen Kreuzbandplastik aus autologer Semitendinosussehne. Fortschr Röntgenstr 5, 446–452
3. Howell SM, Clark JA, Blasier RD (1991) Serial magnetic resonance imaging of hamstring anterior ligament autografts during the first year of implantation. A preliminary study. Am J Sports Med 19, 42–47

4. Howell SM, Clark JA, Farley TE (1992) Serial magnetic resonance study assessing the effects of impingement on the MR image of the patellar tendon graft. Arthroscopy 8, 350–358
5. Howell SM, Taylor MA (1993) Failure of reconstruction of the anterior cruciate ligament due to impingement by the intercondylar roof. J Bone Joint Surg 75-A, 1044–1055
6. Howell SM, Knox KE, Farley TE, Taylor MA (1995) Revascularization of a human anterior cruciate ligament graft during the first two years of implantation. Am J Sports Med 23, 42–49
7. Riel K-A, Kersting-Sommerhoff B, Reinisch M, Öttl G, Golder W, Lenz M, Hof N, Gerhardt P, Hipp E (1996) Prospektiver Vergleich von ARTOSCAN-MRT und Arthroskopie bei Kniegelenkverletzungen. Z Orthop 134, 430–434

Meniskus-Rekonstruktion

5 Meniskusnaht – Techniken

K.-A. Riel

Im kurzfristigen Verlauf nach Meniskusresektion und Meniskektomie wird in 90% die Kniefunktion wiederhergestellt, jedoch sind Langzeitergebnisse enttäuschend. Grund ist die fehlende Puffer- und Stabilisierungsfunktion des Meniskus. Die entstandene Bandlaxität nach Meniskektomie führt zu einem pathologischen Gelenkflächengleiten. Kommen Übergewicht, Arbeits- und Sportbelastungen und/oder eine Überbelastung des Kompartimentes durch Achsabweichung des Beines hinzu, ist die Arthrose vorprogrammiert. Deshalb sollte der Meniskus erhalten und, wenn immer möglich, eine Meniskusnaht durchgeführt werden [10]. Im folgendem werden allgemeine und spezielle Gesichtspunkte der Meniskusnaht diskutiert und tabellarisch die Ergebnisse vorgestellt.

Die Technik der Meniskusnaht kann offen oder arthroskopisch erfolgen. Die arthroskopische Technik der Meniskusnaht unterteilt sich in
- Outside-In Technik
- Inside-Out Technik und
- All-Inside Technik

Die Indikationen und Kontraindikationen [2, 3, 7, 8] zur Meniskusnaht sind definiert. Die Art des Meniskusrisses sollte traumatisch, nicht degenerativ sein. Der Riß soll sich im äußeren, nicht im inneren Meniskusdrittel befinden. Der Riß kann longitudinal oder radial, er sollte nicht horizontal oder schräg verlaufen. Es sollte nur eine einfache, nicht eine mehrfache Rißbildung genäht werden. Der Meniskusriß muß lang und instabil sein. Ein Meniskusriß von 1 bis 1,5 cm Länge, der nicht mit dem Tasthaken dislozierbar ist, bedarf keiner Therapie. Jedoch muß das Kniegelenk stabil sein. In einem instabilen, z. B. Kreuzband insuffizienten Knie, wird die Meniskusnaht nicht halten. Ein wesentlicher Gesichtspunkt ist die zeitaufwendige Rehabilitation, für die der Patient große Geduld aufbringen muß. Sportfähigkeit ist frühestens nach 6 Monaten erreicht. Kann der Patient diese Zeit nicht opfern, dann sollte der Riß reseziert werden. Alter und Geschlecht des Patienten sind für den Erfolg der Naht unbedeutend.

Die allgemeinen intraoperativen Grundprinzipien [2, 4, 6] der offenen und arthroskopischen Nahttechniken sind gleich. Von Bedeutung ist die Dislozier-

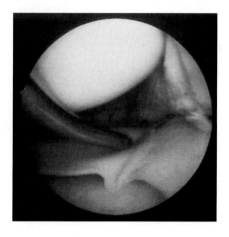

Abb. 1. Ein langer mobiler Innenmeniskushinterhornriß, der bis in die Intermediärzone reicht, ist dargestellt

barkeit des gerissenen Meniskus und seine spannungsfreie Reponierbarkeit. Beide Seiten des Meniskusrisses müssen debridiert werden, so daß zumindest die Blutgefäße des äußeren Meniskusrandes frei liegen. Zur Verbesserung der Durchblutung kann die umliegende Synovia mit dem Shaver angefrischt werden. Die Nähte sollten von anterior nach posterior gelegt werden, um eine glatte Lage des Meniskus zu erreichen. Vertikale Matratzennähte sind biomechanisch stabiler als horizontale Nähte. Die Nähte dürfen nur den Meniskuskörper fassen. Verlaufen sie durch den zentralen Meniskusteil, bewirken sie hohe Scherverformungen im Meniskus. Die Naht muß auf ihren Halt mit dem Tasthaken geprüft werden. Wenn gleichzeitig das vordere Kreuzband zu ersetzen ist, dann sollten in derselben Operation erst die Meniskusnähte vorgelegt, dann der Kreuzbandersatz durchgeführt, und schließlich die Meniskusnähte geknüpft werden.

Die Nahtmaterialien und Fixierungsanker [1, 6–9] werden hinsichtlich resorbierbarer oder nicht resorbierbarer Materialien in der Literatur kontrovers diskutiert. Das Nahtmaterial sollte die Stärke 1-0 haben, mindestens 40 cm lang sein und bei arthroskopischen Techniken gefärbt sein, weil es sich dann besser vom weißen Knorpelgewebe abhebt. Sicheren Halt bieten nicht resorbierbare Nahtmaterialien, die ich bevorzuge. In heiklen anatomischen Bereichen, wo subkutane Nerven, Sehnen, Venen etc. in die Naht versehentlich eingeknotet werden können, ist es ratsam, nicht resorbierbares Material zu verwenden. Kommt es zu postoperativen Störungen, so sind diese nur passager. Anker, Haken und Stapler werden als resorbierbare und nicht resorbierbare Materialien angeboten. Bisher liegen nur Kurzzeitergebnisse vor.

Die Grundzüge der offenen Nahttechnik [2, 10] gehen auf Thomas Annandale (1883) zurück. Kenneth E. DeHaven hat ihre Biomechanik und Langzeitresultate genau untersucht. Der Meniskusriß wird über eine Arthrotomie darge-

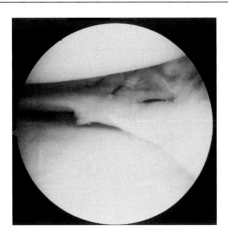

Abb. 2. Der Innenmeniskusriß ist in der Inside-Out Technik fest an die Kapsel genäht

stellt. Nötigenfalls wird das Kollateralband knöchern abgesetzt, um offen an den Riß zu gelangen. Hinterhornrisse, die bis in den Interkondylenraum ziehen, nähe ich bevorzugt offen. Das Beherrschen der offenen Technik ist Voraussetzung zum Erlernen und Durchführen arthroskopischer Techniken. Mit der offenen Technik lassen sich intraoperative Komplikationen (Nadelbruch) der arthroskopischen Techniken angehen.

Die Grundzüge der Outside-In Technik erstbeschrieben von Lanny L. Johnson, bestehen darin, daß zwei Hohlnadeln von außen über eine kleine Hautinzision durch die Kapsel auf den Meniskus zu gestoßen werden. Es ist nicht immer leicht, beide Rißteile des Meniskus zu treffen. Dabei kann der Gelenkknorpel verletzt werden. Über die Hohlnadeln werden Drahtschlingen in das Gelenk eingebracht, in die der Faden gelegt und mit denen er dann herausgezogen wird. Der Faden wird auf der Kapsel verknotet.

Die Grundzüge der Inside-Out Technik wurden von Charles E. Henning entwickelt, von Roland P. Jakob modifiziert. Über einzel- oder doppelläufige Kanülen wird mit fadenarmierten Nadeln der mobile Meniskusteil von innen aufgespießt und reponiert. Bei gutem Sitz wird die Nadel durch den äußeren Meniskusrand und die Kapsel nach außen gestoßen. Eine extrakapsuläre Darstellung und das Weghalten von Nerven und Gefäßen mit Haken ist erforderlich. Die Kanülenführung erfolgt günstigerweise vom kontralateralen Arthroskopiezugang aus, wobei vom ipsilateralen beobachtet wird.

Die Grundzüge der All-Inside Technik und ihre Indikationen hat Craig D. Morgan dargestellt. Über spezielle Nadelführungsinstrumente und Knotenschieber werden die Fäden im Gelenk geknotet. Eine extrakapsuläre Freilegung des Kniegelenkes ist nicht notwendig. Andere Techniken folgten: der T-fix Nahtanker, bei dem fadenarmierte nicht resorbierbare Anker durch den Meniskusriß gestoßen werden, Halt am Meniskusrand finden sollen und in sich

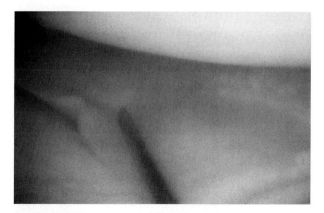

Abb. 3. 2 Jahre postoperativ anläßlich der Entfernung von Interferenzschrauben zeigt die second-look Arthroskopie einen geheilten stabilen Meniskus. Der Knorpel ist unverletzt

intraartikulär verknotet werden; resorbierbare Meniskus – Haken, deren Widerhaken den Meniskusriß zusammen halten sollen; und neuerdings resorbierbare Meniskus-Stapler (Mitek-Ethicon, Norderstedt), die einfach zu handhaben sind, wie Klammerhaken den Meniskusriß fixieren und von deren Festigkeit am Präparat wir überrascht waren.

Die Nachbehandlung kann funktionell erfolgen. Vorsichtigen und vernünftigen Patienten erlaube ich, das Knie voll zu strecken und bis 60° zu beugen. Vollbelastung ist erwünscht. Anderen verordnen wir eine preisgünstige Orthese (z. B. Collamed comfort medi Bayreuth), die die Beugung nur bis 60° zuläßt. Entsprechend der Rißlänge und dem Alter des Patienten, bei jüngeren Patienten mit guter Heilungstendenz kürzer, wird die Bewegungsrestriktion für bis zu 12 Wochen eingehalten. Scher- (den Lauf abbremsende oder sprintartige Bewegungen) und Rotationsbelastungen müssen vermieden werden. Die Sportfähigkeit ist frühestens nach 6 Monaten wiederhergestellt.

Die Komplikationen sind bei Berücksichtigung der Indikationen und Kontraindikationen sowie der Prinzipien der Nahttechniken selten. Verletzungen der Nerven, speziell des N. saphenus, Verletzungen von arteriellen oder venösen Gefäßen, und postoperative Infektionen lassen sich durch allgemeine präoperative Vorbereitungs- und intraoperative Vorsichtsmaßnahmen vermeiden. Das Einnähen von Sehnen und Bändern wird durch Freilegen der Kapsel und Präparation der im Wege liegenden Strukturen vermieden. Rerupturen der Menisken sind bei instabilen Kniegelenken, bei Nähten in wenig vaskularisierten Meniskusteilen, bei Verwendung von resorbierbarem Nahtmaterial in langen Meniskusrissen, und bei zu frühen Rotationsbewegungen des Kniegelenkes möglich. Eine Komplikation, die ich wie Lenny L. Johnson einmal beobachtete, ist die Entwicklung eines Meniskusganglions.

Tabelle 1. Ergebnisse nach Meniskusnaht

Autor	Technik	Zeitraum in Jahren	Zahl und Prozent der erfaßten Patienten	Rerupturen
DeHaven et al. (1995)	offen	10	33 (100%)	7 (21%)
Valen, Molster (1994)	Outside-In	2	51 (90%)	19 (39%)
Eggli, Jakob et al. (1995)	Inside-Out	7,5	52 (96%)	14 (27%)
Riel, Öttl et al. (1995)	Inside-Out	3	55 (97%)	6 (11%)
Rubman, Noyes et al. (1998)	Inside-Out	3	180 (90%)	33 (36%)
Barrett et al. (1997)	All-Inside	1	21 (100%)	4 (19%)

Die Ergebnisse sowohl der offenen als auch der arthroskopischen Meniskusnahttechniken weisen eine hohe Heilungsrate auf. Langzeitergebnisse belegen die hohe Rerupturrate bei Nähten im rot-weißen (durchblutet – nicht durchbluteten) Meniskusbereich und bei Meniskusnähten instabiler Kniegelenke (Tabelle 1). Eine Rerupturrate von 10% bis 20% im Langzeitverlauf erscheint mit den heutigen Techniken als unvermeidbar.

Die Schlußfolgerung aus den Literaturdaten und den eigenen Erfahrungen ist, daß das technisch aufwendige und in der Rehabilitation zeitraubende Verfahren der Meniskusnaht durch die guten funktionellen Langzeitergebnisse bei äußerst niedriger Komplikationsrate gerechtfertigt wird. Die Meniskusnaht sollte bei den oben beschriebenen Indikationen angewendet werden. Bei komplexen Meniskusrissen kann die Resektion und die Meniskusnaht kombiniert werden, wenn dadurch Teile des Meniskus erhalten bleiben. Der Arthroskopeur sollte nicht resorbierbares Nahtmaterial verwenden, die Nähte sollte er vertikal legen und immer eine extrakapsuläre Darstellung verletzungsgefährdeter Strukturen vornehmen. Nicht jeder Meniskusriß ist für die arthroskopische Technik geeignet. Posterozentral verlaufende Meniskusrisse werden sicherer über eine Arthrotomie hinter den Kollateralbändern versorgt. Dem Anfänger rate ich zunächst die Inside-Out Technik zu erlernen. Die All-Inside Technik ist schwierig. Die Anwendung von Ankern und Haken ist experimentell, solange Langzeitresultate fehlen.

Literatur

1. Barrett GR, Treacy SH, Ruff CG (1997) Preliminary results of the T-fix endoscopic meniscus repair technique in an anterior cruciate ligament reconstruction population. Arthroscopy 13:218–223
2. DeHaven KE, Lohrer WA, Lovelock JE (1995) Long-term results of open meniscal repair. Am J Sports Med 23:524–530
3. Eggli S, Wegmüller H, Kosina J, Huckell C, Jokob RP (1995) Long term results of arthroscopic meniscal repair. An analysis of isolated tears. Am J Sports Med 23:715–720
4. Johnson LL (1986) Arthroscopic surgery. Principles and practice. Mosby

5. Morgan CD (1991) The „all-insider" meniscus repair. Arthroscopy 7:120–125
6. Scott GA, Jolly BL, Henning CE (1986) Combined posterior incision and arthroscopic intra-articular repair of the meniscus. An examination of factors affecting healing. J Bone Joint Surg 68-A:847–861
7. Riel K-A, Öttl G, Reinisch M, Lenz M., Hof N (1995) Meniskusnaht – klinische und kernspintomographische Befunde. Akt Traumatol 25:273–278
8. Rubman MH, Noyes FR, Barber-Westin SD (1998) Arthroscopic repair of meniscal tears that extend into the avascular zone. A review of 198 single and complex tears. Am J Sports Med 26:87–95
9. Valen B, Mølster A (1994) Meniscal lesions treated with suture: a follow-up study using survival analysis. Arthroscopy 10:654–658
10. Verdonk R (1997) Alternative treatments for meniscal injuries. J Bone Joint Surg 79-B:866–873

6 Meniscal Transplantation: Pittsburgh Experience

J. Ticker, E. Yoldas, and C. Harner

Introduction

Treatment for meniscal injuries has evolved dramatically with the application of arthroscopic techniques, with meniscal repair or limited, partial meniscectomy the preferred options in younger patients. Under circumstances where meniscal preservation is not possible, degenerative changes may develop and meniscus transplantation has been advocated to limit or avoid this outcome. Since 1993, over 110 meniscal transplantations have been performed at the University of Pittsburgh in young patients with previous meniscectomy and symptoms of pain and/or instability. During 1997, over 55 meniscal transplant procedures were performed. The following series represents the initial group of patients who underwent meniscal transplantation during 1993–1995 (performed by CDH), with a minimum 24 month follow-up. The purpose of this retrospective study is to evaluate the results, using non-irradiated fresh frozen allografts for meniscal transplantation.

Methods

Between 1993 and 1995, 25 meniscal transplantations were performed in 22 patients. The group included 13 males and 9 females, with an average age of 27 years (range: 15–42). Patients averaged 2.4 (range: 1–4) surgical procedures prior to transplantation. Twelve medial and 13 lateral menisci were transplanted, with 3 patients receiving both a medial and lateral meniscal transplant. Follow-up averaged 38 months (range: 24–57). Selection was based on patient's symptoms, pre-operative radiographs and arthroscopic findings.

Criteria for indications of this procedure included

- pain and/or instability,
- intact joint space and
- neutral alignment (on long cassette standing radiographs).

Sizing of the meniscus was performed by correlating lateral radiographs with tissue bank measurements of the specimen and matching height and weight between the donor and recipient.

All surgeries were performed arthroscopically-assisted. Bone plugs at the anterior and posterior horns were used for fixation of medial meniscal transplants, and a bone bridge was used for lateral transplants. A combination of open and arthroscopic suture techniques were used for meniscal repair along the peripheral margin. Ligamentous instabilities were noted in 12 patients, 11 with anterior cruciate ligament (ACL) and 1 with posterior cruciate ligament (PCL) deficiencies. All 12 patients had concurrent ligament reconstructions with allograft tissue. A standard postoperative rehabilitation program of immediate range of motion and progressive weight-bearing was followed. All patients completed a 100 point self-rating scale, SF-36 Health Status, International Knee Documentation Committee (IKDC) and Lysholm surveys after an average of 26 months (range: 12–45). Functional strength, range of motion and KT-1000 testing were performed along with a documented physical examination and radiographs at an average of 38 months (range: 24–57).

Results

Surgical Findings: At arthroscopic evaluation prior to transplantation, 4 patients had Grade I chondrosis of the involved compartment, 18 Grade II, and 3 Grade III changes.

Rating Scales: Self-rating scores for activities of daily living averaged 87 (range: 75–100) and for sports was 69 (range 35–100). Overall, 18 patients were greatly improved, 3 somewhat improved and 1 was without change. IKDC scores for activity were 21 normal/nearly normal and 1 abnormal, for pain were 15 normal/nearly normal and 7 abnormal, and for swelling were 17 normal/nearly normal and 5 abnormal. Lysholm scores averaged 87 (range: 40–100). There were no differences in the group having an isolated meniscal transplantation compared with the group also having ligament reconstruction.

Physical Exam: Range of motion averaged 0°–134° (range: 0°–140°). A mild effusion was found in 3 patients and the remaining 19 had no effusion. There was no jointline tenderness, but 5/11 lateral meniscal transplants had persistent asymptomatic joint line swelling. Of the 11 patients with ACL reconstructions, 10 had a normal/1+ Lachman and 1 had a 2+ Lachman.

Functional Testing: In comparison to the uninvolved knee, there was an average loss of extension of 1.4° (range: −2°–8°) and loss of flexion of 7.8° (range: 0°–25°). KT-1000 testing demonstrated increased translation of an average of 1.1 mm (range: −1–5) side-to-side difference (compared to the uninvolved knee). In comparison to the uninvolved leg, vertical jump averaged 84.5% (range: 63–103%) and hop averaged 87.1% (range: 47–112%).

Radiographs: Comparison of pre-operative PA flexion weight-bearing views with the post-operative views did not reveal any progressive joint space narrowing.

Conclusion

Based on our initial short-term results, we consider meniscal transplantation using non-irradiated fresh frozen allografts to be a viable option in a select group of young patients with pain and/or instability and early degenerative changes following meniscectomy which traditional approaches can not address. To date, no graft has required removal. Longer follow-up in a larger group of patients is planned to further define the role of meniscal transplantation.

References

Arnoczky SP, McDevitt CA, Schmidt MB (1988) The effect of cryopreservation on canine menisci: A biological, morphological, and biomechanical evaluation. J Orthop Res 6:1-12
Arnoczky SP, Warren RF, McDevitt CA (1992) Meniscal replacement using a cryopreserved allograft. Clin Orthop 252:121-128
Fairbanks TJ (1948) Knee joint changes after meniscectomy. J Bone Joint Surg 30B:664-670
Fritz J, Irrgang J, Harner CD (1996) Rehabilitation following allograft meniscal transplantation: a review of the literature and case study. J Orthop Sports Phys Ther 24:98-106
Fukubayashi T, Kurosawa H (1980) The contact area and pressure distribution pattern of the knee. A study of normal and osteoarthritic knee joints. Acta Orthop Scand 51:871-879
Garrett JC, Stevensen RW (1991) Meniscal transplantation in the human knee: a preliminary report. Arthroscopy 7:57-62
Hsieh HH, Walker PS (1976) Stabilizing mechanisms of the loaded and unloaded knee joint. J Bone Joint Surg 58A:87-93
Jackson DW, McDevitt CA, Simon TM (1992) Meniscal transplantation using fresh and cryopreserved allografts: an experimental study in goats. Am J Sports Med 20:644-656
Johnson DL, Fu FH, Harner CD (1995) Insertion site anatomy of the human menisci: Gross, arthroscopic, and topographical anatomy as a basis for meniscal transplantation. Arthroscopy 11:386-394
Johnson RJ, Kettlekamp DB, Clark W, Leaverton P (1974) Factors affecting late results after meniscectomy. J Bone Joint Surg 56 A:719-729
Levy IM, Torzilli PA, Warren R (1982) The effect of medial meniscectomy on anterior-posterior motion of the knee. J Bone Joint Surg 64 A:883-888
Markolf KL, Mensch JS, Amstutz HC (1976) Stiffness and laxity of the knee - the contributions of the supporting structures. J Bone Joint Surg 58 A:583-594
Milachowski KA, Weismeier K, Wirth CJ (1989) Homologous meniscal transplantation. Intern Orthop (SICOT) 13:1-11
Noyes FR, Barber-Westin SD (1995) Irradiated meniscal allograft in the human knee: a two of five year follow up. Orthop Trans 19:417
Rosenberg TD, Paulos LE (1988) The forty-five degree posterioranterior weight-bearing radiograph of the knee. J Bone Joint Surg 70 A:1479-1483
Schulte K, Thompson W, Jamison J, Harner CD (1996) The immunological response to allograft anterior cruciate ligament reconstruction: clinical correlation. Arthroscopy 12:357-358
Sommerlath K, Gilquist J (1992) The effect of a meniscal prosthesis on knee biomechanics and cartilage. Am J Sports Med 20:73-81
Stone KR, Rodkey WA, Weber R (1992) Meniscal regeneration with copolymeric collagen scaffolds. In vitro and in vivo studies evaluated clinically, histologically and biomechanically. Am J Sports Med 20:73-81

Toyonaga T, Vezaki N, Chikama H (1983) Substitute meniscus of teflon net for the knee joint of dogs. Clin Orthop 179:291–297

Van Arkel ER, DeBoer H (1995) Human meniscal transplantation. J Bone Joint Surg 77B:589–595

Veltri DM, Warren RF (1994) Current status of allograft meniscal transplantation. Clin Orthop 331:44–55

Walker PS, Erkman MJ (1975) The role of the meniscus in force transmission across the knee. Clin Orthop 109:184–192

Zukor DJ, Brooks PJ, Gross AE (1988) Meniscal allografts – experimental and clinical study. Orthop Rev 17:522

Knorpelschaden

7 Patellar Cartilage Damage and its Therapy

S. Zaffagnini and M. Marcacci

The treatment of patellar cartilage damage is one of the most challenging topics in orthopaedics. In fact patello-femoral disorders represent the 20–40% of all knee problems and are one of the most common complaints in sport-related injuries. These disorders are a major cause of disability in athletes, particularly female, and, in extreme cases, may contribute to termination of their career. Therefore patello-femoral joint often pose a diagnostic and therapeutic dilemma for the orthopaedic surgeon. These difficulties are due to the fact that no single explanation or therapeutic approach has yet fully clarified or solved patello-femoral problems. Moreover the multifactoriality and variability of pathogenesis has determined the origin of numerous misunderstanding and misconcepts that originate higher confusion in this field.

A rational therapy must be based only on a complete and deep knowledge of the various anatomical abnormalities that can originate patellar symptoms and their pathophysiology. Anatomical abnormalities can be found together in the same patient creating an extreme variability of clinical pictures that consequently are difficult to be interpreted by the clinician.

Patellar cartilage damages is often determined by malalignment syndromes but different causes such as direct trauma with chondral fracture and osteochondritis dissecans can be responsible of articular cartilage lesion. Malalignment syndromes are certainly the major responsible of patellar damage including chondromalacia patella.

One of the difficulties in any discussion of chondromalacia patellae is that the term has several meanings. Correctly it describes pathologic changes in the patellar cartilage consisting of softening, fissuring and fibrillation. The pathoanatomical changes in the articular cartilage are well known [66]. In stage 1 there is swelling and softening of the cartilage, in stage 2 fissuring within the softened areas, and in stage 3 there is a breakdown of the surface that is described as fasciculation. Stage 4 is more properly described as osteoarthritis and is characterized by erosive changes and exposure of the subchondral bone. The first three stages of the disease are usually confined to the patella, whereas stage 4 chondromalacia commonly involves the opposite, or mirror, surface of the femur.

Chondromalacia has come to have other meanings. The familiar syndrome of patellar pain in adolescents is often called chondromalacia though typical pathologic changes are not always found in these cases. It is certainly true that chondromalacia most often is an incidental finding. Autopsy studies have schoen this picture as a normal part of aging and is not uncommon over 30 years of age [5]. This can be confirmed by the examination of normal subjects: crepitus on motion of the knee is a frequent finding. It is therefore undeniable that even extensive chondromalacic change may exist in knee joints that are completely asymptomatic.

Chondromalacia can therefore be an incidental finding being either a normal part of aging or a reaction of the articular cartilage to abnormal stress. Moreover many factors can be responsible of chondromalacic changes and so far higher attention has been focused only on knee joint pathology but when we have to face with patello-femoral problems we have to observe all the lower limb, to evaluate the possible rotational deformities that can affect patello-femoral biomechanics. An anatomical deformity far from the knee, in fact, can be nevertheless responsible of the cartilage damage and symptoms.

It is probably not the cartilage itself that causes pain, but rather the increased pressure due to abnormal patella tracking. When we deeply analyze the limb is very uncommon to not find any malalignment condition that is responsible of cartilage damage.

As suggested also by Insall [45], the treatment of the malalignment without regard for the cartilage damage is usually sufficient to relieve pain.

Osteoarthritis occurs predominantly in older patients and is usually easily diagnosed by the characteristic roentgenographic findings of joint space narrowing, sclerosis, and spurring. Osteoarthritis more often involves the lateral than the medial patellar facet, and there are usually mirror changes on the opposing femoral surface. At this stage there is so far no solution especially if these degenerative changes are present in a relatively young patient.

Direct injury to the patella is another cause of cartilage damage, due to its exposed location. The so called dashboard knee is a well recognized example of such an injury. Osteochondral fracture can determine symptoms and if underestimated can evolve in degenerative changes.

Osteochondritis dissecans of the patella was first reported by Rombold [72] in 1936. It is a very rare condition in fact. Schwarz [75] reported an incidence of 0.15% among 30 000 knee operations. The defect consists in a localized excavation of the patella in which a fragment of articular cartilage and underlying bone becomes separated [71]. Pathologically, the fragment should include a true bony layer in order to be classified as OCD [44, 71]. The osteochondral fragment may become fully separated to form a loose body, remain partially attached, or remain in situ [82].

The etiology of OCD of the patella is not known, but current theories state the condition is likely due to a combination of ischemic necrosis, secondary to interruption of the blood supply to a limited area of the patella and trauma [27, 71]. Trauma may be a direct injury or be acute or chronic tangential shearing forces on the patella secondary to subluxation or dislocation of the patella [27, 71, 81, 82]. In addition endocrin factors may be related to the development of OCD of the patella, especially in case of bilateral or multiple osteochondritic lesions [67]. There may be some familiar predisposition for development of OCD of the patella and osteochondritic lesions in other joints [67, 82, 85]. Interestingly Livesley [57] has shown that also in osteochondritis dissecans recurrent subluxation with a repeated sheer stress on the patella might be the cause of the disorder. He demonstrated that in a same family group there was intrinsic abnormalities of the joint consistent with recurrent subluxation of the patella.

The correct treatment of this condition must foresee a different solution according to the severity of the defect and obviously the correction of patello-femoral mechanics. As we have underlined the variety of clinical symptoms and pathological condition although extremely variable present a common factor that is an alteration of patello-femoral biomechanics due to intrinsic abnormality of the knee joint or of the entire limb. The situations with different etiopathognetic factors are quite rare and a careful evaluation of the patient is fundamental for selection of treatment. Moreover the severity of patellar cartilage defect is another important factor for selection of therapeutic approach. In fact only recently new techniques for treatment of large osteochondral defect of the patella have been developed, but what is fundamental, is to treat the causative factors of this defect. The surgeon must not focus only on the pathologic lesion but must try to understand and correct the origin of the problem that often include a maltracking of patello-femoral joint.

Central for the development of a rational therapy is the complete and deep knowledge of the various anatomical abnormalities that can originate these disorders and secondly a cartilage damage. Taking into account all these etiophatogenetic factors and considering our personal and authors experience we have developed an algorithm that show our approach to this difficult problem.

Before discussing our treatment options it is important to stress the fundamental role of conservative treatment in resolution of patellar symptoms especially when cartilage damage is not severe [43, 44, 51-53]. Henry [38] and De Haven [18] have observed that 70% of the patients can reach satisfactory results without the need of surgical therapy.

The alterations that usually alter patello-femoral biomechanics and can produce damage to the cartilage are: rotational defect of the lower limb, extensor muscle dysplasia, trochlea dysplasia, patella alta, and patella dysplasia.

Many works (Smillie [80], Blaimont [8]) have emphasized the importance of rotational defects in determining patellar problems. Weber [93] and Bandi [4] have found frequent combination of femoral anteversion with chondromalaciac and patellar instability. Experimentally Echott [25] and Lee [55] have demonstrated that increased femoral anteversion can originate patellar tilt and lateral patellar subluxation. Excessive primitive or secondary tibial torsion is often combined with patellar symptoms [26, 32, 34, 77]. Turner [89, 90] has demonstrated that an excessive tibial torsion determine a modification of the Q angle. Torsional defect of the lower extremity is often found combined in a single patient originating a variety of severe clinical pictures

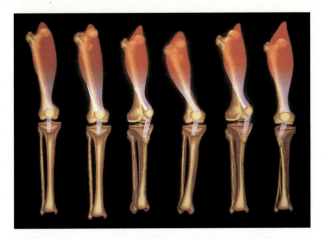

Fig. 1. Representation of the different rotational of lower limb that can be responsible of patello-femoral symptoms

that are difficult to treat especially when are combined with knee symptoms and patellar damage (Fig. 1).

Obviously is very uncommon that this deformity need to be surgically treated. The worst case is when femoral anteversion and tibial external rotation are combined in a single patient. Usually the clinical symptoms can be solved by conservative treatment and surgery is usually reserved to very severe deformity. These surgical procedure are extremely demanding and moreover are difficult for the patient to understand that to relieve knee symptoms we have to perform hip or tibial osteotomy. Therefore only when the clinical picture and the anatomical alterations are extremely severe the surgeon is forced to propose this solution to the patient. In fact only the correction of the rotational deformity will determine the symptoms releave. A severe deformity such in this case (Fig. 2) is certainly candidated for a surgical solution because any other alternative treatment will not guarantee a good solution, but will produce with time a deterioration of anatomical abnormalities leading to a degenerative osteoarthritis. When the deformity are combined we prefer to address first the femoral deformities, and correct secondly, when necessary, the tibial deformity (Fig. 3).

Usually these types of procedure are indicated for selected patient with relatively young age. In fact in adult patient articular model and gait pattern are already fixed and is extremely difficult to achieve the expected gait modification.

Another possible source of patellar damage and symptoms is the extensor muscle dysplasia. This delicate and complex mechanism that drive patella kinematics is extremely sensible to small variations.

Ficat [29] and Hungerford [28] have considered lateral patellar compression syndrome one of the principle cause of patellar symptoms. Several theories can explain pain, subchondral microfracture [70], marginal synovitis

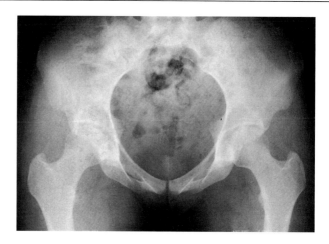

Fig. 2. Pelvis X-ray of a young lady with patello-femoral pain and chondromalacic changes of the patella. There is an increased femoral anteversion that is responsible of knee symptoms

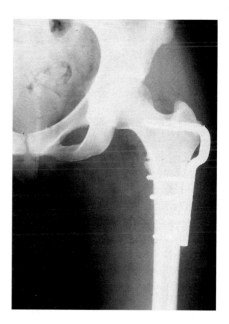

Fig. 3. X-ray control of the derotational osteotomy performed in the previous patient. After this procedure the patello-femoral symptoms disappeared without necessity of supplementary treatment of the knee

[50] and an excessive tension in the lateral retinacular structures [28, 35, 61, 62].

Insall [45], Hughston [43, 44] and Fox [32] have emphasized the importance of VMO dysplasia in alteration on patellar kinematic. Voight has demonstrated a defect in muscular coordination with reserved recruitment order. All these different abnormalities can produce patellar symptoms and create cartilage defect that usually remain as chondromalacic changes. After

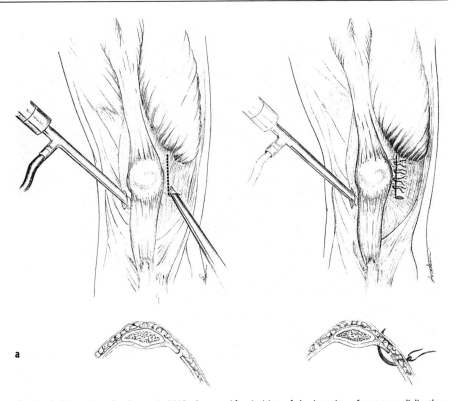

Fig. 4a,b. Illustration of arthroscopic VMO plasty. **a** After incision of the insertion of vastus medialis, three or four stiches are passed through the defect percutaneously

a failed conservative treatment that remain the first option different surgical technique can be used according to the causative factor.

Arthroscopic lateral release is certainly the less invasive technique and well tolerated by the patients, but the indications of this procedure are very strict. Looking at the controversial results found in literature we can assume that this technique has been used with uncorrect indication trying to find a solution to a very complex problem. Metcalf [63] and McGinty [61] have obtained 86% of satisfactory results but, this percentage has decreased at longer follow-up. Ogilvie-Harris [65] on the contrary has obtained only 445 of good results.

Fulkerson [34, 35] has underlined the importance of pre-operative clinical examination to determine the real symptoms origin. In fact this procedure, when performed without correct indication, can determine a worsening of symptoms. Hughston [43] and Shellock [78] have reported the possible excessive patella medialization after lateral release with increased alteration of patello-femoral biomechanics. This technique is only indicated in patient with light degenerative cartilage changes and with documented alteration of patellar tilt. The procedure determine pain relieve for denervation of lateral retinaculum and reduce contact stress on cartilage and soft tissue.

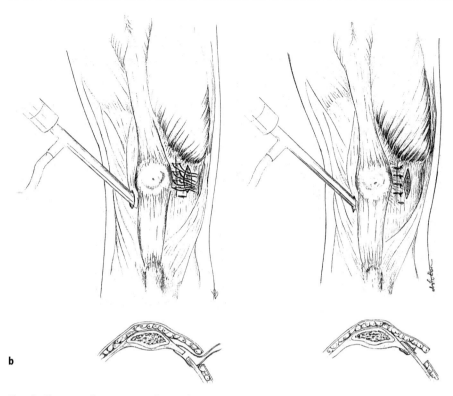

Fig. 4b. Then a small incision is made to isolate the sutures that are then tied subcutaneously in tension

In patients where excessive lateral patellar tilt and VMO dysplasia are combined is useful to perform not only a lateral release but also an arthroscopic VMO plasty. Yamamoto [96] firstly described this procedure in 1986, but Small [79] more recently has used this technique for patellar realignment. The procedure is certainly less invasive respect to the open procedure, and can be used in patients with patellar symptoms with very low degenerative changes on cartilage. The steps of the procedure are shown in these drawings (Fig. 4a, b).

The combination of arthroscopic lateral release and VMO plasty does not completely substitute the open proximal realignment described by Insall [48].

Short term results of quadricepsplasty have been encouragious [48, 76] but long term follow-up has shown a decrease in percentage of satisfactory results especially in patients with chondromalacia [1]. These results confirm how complex and multifactorial can be the pathogenesis of patellar damage and how a single procedure is often not enough to solve the problem.

When alteration of Q angle or proximal external tibial torsion are present a distal realignment procedure is indicated. Trillat [88] and Fulkerson [34, 35] techniques guarantee highly satisfactory results especially regarding cor-

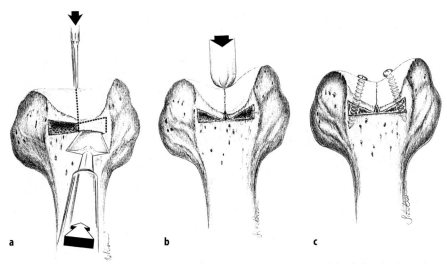

Fig. 5 a–c. Surgical steps of trochleoplasty technique. **a** Using an osteotome, a defect below the femoral trochlear groove is performed, then a second osteotomy is made in the centre of the groove. **b** After removal of the bone plugs, using a blunt tool, the groove is deepened, creating a new trochlear shape. **c** This position is then maintained by two small fragment screws that will be removed arthroscopically 40 days after surgery

rection of patellar instability. This operative treatment should be reserved for those with very frequent dislocations or for those in whom pain is a disabling symptom.

One of the more important anatomical abnormalities originating patellar cartilage damage is the trochlea dysplasia. This pathology has often been underestimated and initially has been considered secondary to patellar luxation [3, 9, 33]. Instead intraoperative observations have confirmed that the intercondylar groove can be found completely flat or even convex [23, 68]. Brattstrom [10] has described the trochlea dysplasia as an increase of the sulcus angle in relation to developing defect of the trochlear profiles. Dejour [21] has found a strict correlation between trochlea dysplasia and patellar instability. A flat groove does not allow the patella to fit in the trochlea especially in the first degrees of flexion with unbalance between medial and lateral structure. Moreover in the presence of this deformity the stresses are prevalently distributed only on the lateral facet instead of the entire groove originating after a long period cartilage damage [20, 21]. The surgical procedure is technically demanding and for this reason often avoided by the surgeon who try to relieve symptoms with other procedure (Fig. 5 a–c). It is important to emphasize that this procedure rarely is performed alone, more often the surgeon must foresee various surgical steps in the same patient to correct all anatomical abnormalities. In fact this pathology is always combined with other structural defect of patello femoral joint.

As already mentioned when patellar cartilage damage is determined by malalignment problems according to Insall [45] and Jensen [49] operative correction of the mechanical abnormality without regard for the cartilage damage is usually sufficient to relieve pain especially when the cartilage defect is not severe.

The articular cartilage abnormalities may consist of swelling and softening, but also deep fissures, which usually run roughly parallel to the crest, can be present and may extend through the full thickness of the cartilage. In more severe cases, the cartilage may have a jelly-like consistency and can be moved a few millimeters from side to side.

Sometimes almost the entire articular surface may have degenerated giving rise to an appearance characteristic of the name: "Crab meat" lesions.

When the cartilage damage is severe there are different possibilities to treat the defect. So far the therapeutic modalities that have been used are shaving or curettage with debridement of the lesion or coverage of the defect with periosteal flap.

Interest in articular shaving has been renewed by new arthroscopic techniques. However, there is a widespread and probably justified skepticism about the virtues of cartilage shaving when it is done as an open procedure. Arthroscopic shaving is easy and not followed by prolonged morbidity.

Shaving can be used in conjunction with realignment procedures when the lesion is a circumscribed blister and when there is articular fasciculation. In these disorders, shaving probably should be confined to the restoration of gross articular smoothness. Debridement consisting of excision and drilling has some use in treating osteoarthritis, and improvement can be expected in approximately two-thirds of the patients. It is also an alternative to shaving in knees with basal chondromalacia. Cartilage regeneration, although unpredictable, does occur sometimes and can be promoted by early motion [74].

These methods can be used for superficial defect but for a deeper defect of the articular cartilage expanding into bone, deep excision through the subchondral bone is carried out with concurrent bevelling of the margins of the defect [6, 31].

On the other hand this method certainly cannot be considered an ideal solution especially if we observe the contradictory results observed in literature and moreover the worsening of the results at long term follow-up.

In cases of very extensive and deep alterations of the patellar surface, total patellectomy has also been performed [7, 39, 54, 56, 86, 95]. While the symptoms related to the defect in the cartilagineous surface were abolished, the shortcomings of this procedure are obvious: habitual lateral gliding of the quadriceps tendon and insufficiency of the extension mechanism due to a lack of patellar leverage. In our opinion it appears more physiologic to retain the patella, and to make it more serviceable through a plastic procedure which provides an organic articulating surface. Thus, after debridement of the defective articular areas of the patella, Hoikka [40] and Rubak [73] inserted into these defects flaps of periosteum removed from the anterior surface of the tibia. Soren [83] has reported highly satisfactory results with the entire articular surface of the patella covered with one or two large flaps of synovial tissue attached by sutures at the periphery of the articular surface of the patella.

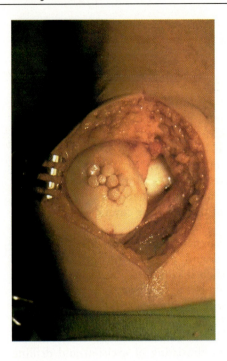

Fig. 6. Deep patellar cartilage damage treated with osteochondral autograft (Mosaicplasty technique)

Recently other surgical solutions have been proposed to treat focal cartilage defect. Brittberg proposed autologous chondrocytes culture implant for the first time in 1994 for treatment of chondral lesion [11]. Now it is extensively experimented with rather encouraging clinical results but extensive bone loss represent indubitable limit for its application. Swedish clinical experience at mean follow-up of 4 years [87] has shown a significant improvement of all parameters, but the lower satisfactory results has been observed in patellar defects. They found that other factor such as patello-femoral realignment, a well controlled rehabilitation program and a localized defect, play an important role in determining the final clinical outcome. Also Gillogly [36] has shown that patellar defects treated with this technique present the less predictable outcome. The same trend has been reported by Hangody [37] for mosaicplasty technique. Mosaicplasty consist in reconstruction of the chondral defect by means of small, cylindrical, autologous osteochondral grafts taken from non-weight bearing areas of femoral periphery at the patello-femoral joint. The grafts are inserted into holes drilled at the site of the chondral defect filling it with 60–80% transplanted hyaline cartilage (Fig. 6).

This technique is certainly a promising procedure and present some advantages in respect to autologous cell transplantation: single procedure, possible arthroscopic implant, less cost, press fit fixation by compressed grafts and host bone impaction.

Hangody's experience [37] has shown that patellar damage present lower results in respect to femoral and tibial graft with HSS score of 85 compared

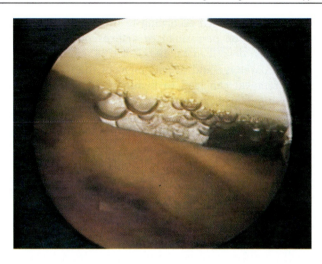

Fig. 7. In acute trauma where a softening and drying of the cartilage is present we started the experiment with bipolar electrocautery to coagulate and debride the lesion

to 92 and 90 for condylar and tibial defect respectively. The reasons why the clinical outcome of patellar defect is lower in respect to other locations can be explained by the fact that this joint present a higher concentration of shear stress compared to tibio-femoral articulation. Moreover it is important to underline that the treatment of the cartilage lesion without addressing the causative factors such as malalignment syndrome will lead to failure. Only a combined treatment can guarantee a high satisfactory result.

Mosaicplasty and chondrocyte transplantation are new techniques that can also be indicated for acute severe traumatic lesion or osteochondritis dissecans with loose fragment and severe defect.

In acute cases where a fibrillation and softening of cartilage layer is observed we have started the experimentation of bipolar electrocautery to create adhesion and coagulation of the traumatized cartilage. This procedure can stabilize the cartilage avoiding the risk of cartilage fragmentation and liberation often observed as delayed complication of an acute direct trauma of articular cartilage. The number of cases is too small to present the follow-up results but the first impressions are encouragious (Fig. 7).

Other techniques as curettage and drilling can be used but as observed in literature the results are not reliable with high incidence of unsatisfactory results. These procedures have been used for many years also in osteochondritis dissecans of the patella that is a different clinical and pathological entity in respect to chondromalacia. OCD is a localized excavation of the patella in which a fragment of articular cartilage and underlying bone becomes separated. Operative treatment of OCD is indicated for: symptomatic lesions, intraarticular loose bodies, lesions demonstrating subchondral sclerosis and complete or partial separation of osteochondritic fragment [69]. The procedure can be selected according to the lesions. A simple curettage or fragment removal can be performed or arthroscopic fixation of the fragment has recently been described [2, 19, 27, 45, 46, 49, 57, 59, 60, 63, 68, 75, 83]. The results of curettage and debridement of the lesions are contradictory, but fragment removal can lead to incidence of osteoarthritic changes at long term follow-up. Matsusue [60] and Matava [59] have described the arthroscopic fixation of the fragment with reabsorbable pins, but the technique is technically demanding and the results still not completely reliable.

In conclusion patellar cartilage damage is probably one of the more demanding issue to be addressed by an orthopaedic surgeon. This is certainly due to the complexity and extreme variability of pathogenetic factors that can be responsible of patellar pain and articular cartilage damage.

The first step of any treatment options must be a complete and deep understanding of the causative factors that must be recognized and addressed to obtain symptoms resolution and healing of cartilage damage. Moreover small articular cartilage changes as condromalacia usually depends on unrecognized malalignment syndromes, and patellar realignment without regard for cartilage damage is usually sufficient to relieve symptoms in agreement with Insall [45] and Jensen [49].

When cartilage defect is severe, combined treatment of etiopathogenetic factors responsible of cartilage damage with correcting of the defect with local intervention like mosaicplasty or chondrocyte transplantation is our suggested treatment.

In this manner there is a high possibility to obtain a high percentage of satisfactory results.

References

1. Abraham E, Washington E, Huang FL (1989) Insall proximal realignment for disorders of the patella. Clin Orthop 248:61-65
2. Arandes Renu JM, Vilalta Bou C, Vilaro Portet R, Monforte Diaz JA, Alemany Gonzalez FX, Ramon Soler R (1994) Osteochondritis dissecans of the patella. Acta Orthop Scand 65(1):77-79
3. Bade P (1903) Die habituelle Luxation der Patella. Z Orthop Chir 11:451-488
4. Bandi W (1974) Der Orthopäde. Springer, Berlin, S 3-140
5. Bennett GA, Waine H, Bauer W (1942) Changes in the knee joint at various ages. The Commomwealth Fund, New York
6. Bentley G (1985) Articular cartilage changes in chrondromalacia patellae. J Bone Joint Surg [Br] 67:769
7. Bentley G, Dowd EE (1984) Current concepts of etiology and treatment of chondromalacia patellae. Clin Orthop 189:209
8. Blaimont P, Schoon R (1977) A propos de 2 cas de gonarthroise associee a un vice de torsion interne du tibia. Acta Orthop, Belgica, 43:476-481
9. Bohler L (1918) Ein Fall von doppelseitiger habitueller Patellar-Luxation. Z Orthop Chir 38:303-310
10. Brattstrom H (1964) Shape of the intercondylar groove normally and in recurrent dislocation of the patella. A clinical and x-ray anatomical investigation. Acta Orthop Scand, suppl 68:1-148

11. Brittberg M, Lindahl A, Ohlsson C, Isaksson O, Peterson L (1994) Treatment of deep cartilage defects in the knee with autologous chondrocite transplantation. N Engl J Med 331:889
12. Brown DE, Alexander AH, Lichtman DM (1984) The Elmslie-Trillat procedure: evaluation in patellar dislocation and subluxation. Am J Sports Med 12:104-109
13. Cerullo G, Puddu G, Conteduca F (1988) Evaluation of the result of extensor mechanism reconstruction. Am J Sports Med 16:93-96
14. Chambat P, Dejour H (1980) La trasposition de la tuberosite tibiale anterieure avec un recul superieur a 10 ans. Revue de Chirurgie Orthopedique 66:222-225
15. Christman OD, Snook GA, Wilson TC (1979) A long-term prospective study of the Hauser and Roux-Goldthwait procedures for recurrent patellar dislocation. Clin Orthop 144:27-30
16. Cox SJ (1976) An evaluation of Elsmlie-Trillat procedure for knee extensor realignment. Am J Sports Med 4:72-77
17. De Cesare WF (1979) Late result of Hauser procedure for recurrent dislocation of the patella. Clin Orthop 140:137-144
18. De Haven KE (1981) Chondromalacia patellae in athletics. Clinical presentation and conservative approach. J Orthop Sports Phys Ther 2:108-116
19. Desai SS, Patel MR, Michelli LJ, Silver JW, Lidge RT (1987) Osteochondritis dissecans of the patella. Jour Bone Joint Surg 69-B:2
20. Dejour H, Walch G, Neyret P, Adeleine P (1990) (Tourcoing, France) Dysplasia of the intercondylar groove. The French Journal of Orthopaedic Surgery 4, 1:113-122
21. Dejour H, Walch G, Nove-Josserand L, Guier C (1994) Factors of patellar instability: an anatomic radiographic study. Knee Surg Sports Traumatol Arthroscopy 2:19-26
22. Dejour H, Neyret P, Walch G: Factors in patellar instability. Le Genou, Lione
23. Drew D (1908) Dislocation of the patella: congenital, operation, cure. Proc R Soc Med 1:11-13
24. Dye SF (1987) An evolutionary perspective of the knee. J Bone Joint Surg 69 A:976-983
25. Eckhoff DG, Montgomery WK, Kilcoyne RF, Stamm ER (1994) Femoral morphometry and anterior knee pain. Clinical Orthopaedics and Related Research 302:64-68
26. Eckhoff DG, Johnson KK (1994) Three-dimensional computed tomography reconstruction of tibial torsion. Clin Orthop 302:42-46
27. Edwards DH (Stoke on Trent) Bentley G (Liverpool) (1977) Osteochondritis dissecans patellae. Jour Bone Joint Surg 59-B:1
28. Ficat P, Hungerford DS (1977) Disorders of the patellofemoral joint. Williams & Wilkins, Baltimore, pp 123-148
29. Ficat P (1970) Pathologie femoro-patellaire. Masson ed, Paris
30. Ficat P (1973) Les desequilibres rotuliens. De l'hyperpression a l'arthrose. Masson ed, Paris
31. Ficat RP, Philippe J, Hungerford DL (1979) Chondromalacia patellae. A system of classification. Clin Orthop 144:55
32. Foy TA (1975) Dysplasia of the quadriceps mechanism. Surg Clin North Am 55:199-226
33. Friedland M (1925) Zur Therapie der lateralen Patellar-Luxationen. Arch Orthop Unfall Chir 23:353-358
34. Fulkerson JP, Schulzer SF (1896) After failure of conservative treatment for painful patellofemoral malalignment: Lateral release or realignment? Orthop Clin North Am 17:283-288
35. Fulkerson JP (1983) The etiology of patellofemoral pain in young, active patients. Clin Orthop 179:129
36. Gillogly SD (1998) Autologous chondrocyte implantation. International course for knee arthroscopy and knee surgery. Munich, Germany, 17/18 April
37. Hangody L (1998) Clinical experience with the autologous osteochondral mosaicplasty. Presented at the 8th ESSKA Congress, Nice, France, 29 April-2 May
38. Henry JH, Goletz TH, Williamson B (1986) Lateral retinacular release in patellofemoral subluxation. Indications, results, and comparison to open patellofemoral reconstruction. Am J Sports Med 14:121-129

39. Hill JA, Compere CL (1981) Comparative study of patellectomy. Orthop Rev 10:41
40. Hoikka VEJ, Jarana HJ, Ritsaila VA (1990) Reconstruction of the patellar articulation with periosteal grafts. 4-year follow-up of 13 patients. Acta Orthop Scand 61:36
41. Hungerford DS, Barry M (1979) Biomechanics of patellofemoral joint. Clin Orthop 144:9 15
42. Hughston JC (1989) Patellar subluxation. A recent history. Clin Sports Med 2:153-162
43. Hughston JC, Walsh WM, Puddu G (1984) Patellar subluxation and dislocation. Saunders Monographs in Clin Orthopaedics 5:1-12
44. Hutchinson RG (1943) Osteochondritis dissecans. Br J Radiol 16:147-149
45. Insall J (1982) Current concepts review: patellar pain. Jour Bone Joint Surg 64A:1
46. Insall J: Patella pain syndromes and chondromalacia patellae
47. Insall J, Goldberg V, Salvati E (1972) Recurrent dislocation and the high-riding patella. Orthop 88:67-69
48. Insall JN, Aglietti P, Tria AJ (1983) Patellar pain and incongruence. II Clinical application. Clin Orthop 176:225-232
49. Jensen DB, Albrektsen SB (1990) The natural history of chondromalacia patellae: a 12 years follow-up. Acta Orthop Belgica 56:2
50. Johnson RP, Brewer BJ (1985) Mechanical disorders of the knee. In: McCarty DI (ed) Arthritis and allied conditions, ed 5. Lea & Febiger, Philadelphia, pp 1223-1234
51. Kalenak A (1994) Non operative treatment of patellofemoral disorders. Sports Medicine and Arthroscopy Review 2:237-242
52. Kannus P, Nittymaki S (1994) Which factors predict outcome in the nonoperative treatment of patellofemoral pain syndrome? A prospective follow-up study. Med Sci Sports Exercise, pp 289-296
53. Kannus PA, Natri S, Nittymaki S, Javinen M (1992) Effect of intraarticular glycosaminoglycan polysulfate with placebo and quadriceps muscle exercises. Arthritis Rheum 35:1053-1061
54. Korrel RK (1975) A comparison of patellectomy and prosthetic replacement of the patella. Clin Orthop 111:284
55. Lee TQ, Anzel SH, Bennett KA, Pang D, Kim WC (1994) The influence of fixed rotational deformities of the femur on the patellofemoral contact pressure in human cadaver knees. Clinical Orthopaedics and Related Research 302:69-74
56. Lewis G, Holstein A (1960) End result study in patellectomy. Bull Hosp Joint Dis 21:71
57. Livesley PJ, Milligan GF (1992) Osteochondritis dissecans patellae. Inter Orthop 16:126-129
58. Marcacci M, Zaffagnini S, Iacono F, Visani A, Petitto A, Neri MP (1995) Results in the treatment of recurrent dislocation of the patella after 30 years' follow-up. Knee Surg Sports Traumatol Arthroscopy 3:163-166
59. Matava M, Brown CD (1977) Osteochondritis dissecans of the patella: arthroscopic fixation with bioadsorbable pins. Arthroscopy 13, 1:124-128
60. Matsusue Y, Nakamura T, Suzuki S, Iwasaki R (1996) Biodegradable pin fixation of osteochondral fragments of the knee. Clin Orthop 322:166-173
61. McGinty JB, McCarthy JC (1981) Endoscopic lateral retinacular release: A preliminary report. Clin Orthop 158:120
62. Merchant AC (1988) Classification of patellofemoral disorders. Arthroscopy 4:235-240
63. Metcalf RW (1982) An arthroscopic method for lateral release of the subluxing or dislocating patella. Clin Orthop 167:9-18
64. Morscher E (1978) Osteotomy of the patella in chondromalacia: preliminary report. Arch Orthop Traumat Surg 92:139-147
65. Ogilvie-Harris DJ, Jackson RW (1984) The arthroscopic treatment of chondromalacia patellae. J Bone Joint Surg 66 B:660-665
66. Outerbridge RE (1961) The etiology of chondromalacia patellae. J Bone Joint Surg 43-B(4):752-757
67. Pantazopoulos T, Exarchou E (1971) Osteochondritis dissecans of the patella. Report of four cases. J Bone Joint Surg 53 A:1205-1207
68. Pollard B (1981) Old dislocations of patella reduced by intraarticular operation. Lancet 1:988

69. Pfeiffer WH, Gross ML, Seeger LL (1991) Osteochondritis dissecans of the patella: MRI evaluation and a case report. Clin Orthop 271:207–211
70. Radin EL, Pail IL, Lowy M (1984) A comparison of the dynamic force transmitting properties of subchondral bone and articular cartilage. J Bone Joint Surg 66(B):660
71. Rideout DF, Davis S, Navani SV (1966) Osteochondritis dissecans patellae. Br J Radiol 39:673–675
72. Rombold C (1936) Osteochondritis dissecans of the patella. J Bone Joint Surg 18:230–231
73. Rubak JM (1982) Reconstruction of articular cartilage defects with free periosteal grafts. Acta Ortrhop Scand 53:175
74. Salter RB, Simmonds DF, Malcolm BW, Rumble EJ, MacMichael D, Clements ND (1980) The biological effect of continuous passive motion on the healing of full-thickness defects in articular cartilage. An experimental investigation in the rabbit. J Bone Joint Surg 62 A:1232–1251
75. Schwarz C, Blazina MD, Sisto DJ, Hirsh LC (1988) The results of operative treatment of osteochondritis dissecans of the patella. Am Journ of Sports Med 16, 5:522–529
76. Scuderi G, Cuomo F, Scott WN (1988) Lateral release and proximal realignment for patellar subluxation and dislocation: a long term follow up. J Bone J Surg 70 A:856–861
77. Sharrad WJW (1971) Pediatric orthopaedic and fractures. Blackwell Scientific Publication, Oxford, p 313
78. Shellock FG, Mink JH, Deutsch A, Fox JM, Ferkel RD (1990) Evaluation of patients with persistent symptoms after lateral retinacular release by Kinematic Magnetic Resonance imaging of the patellofemoral joint. Arthroscopy 6(3):226–234
79. Small NC, Glogan AI, Berezin MA (1993) Arthroscopically assisted proximal extensor mechanism realignment of the knee. Arthroscopy 9(1):63–67
80. Smillie IS (1974) The biomechanical basis of osteoarthritis of the knee in total knee replacement. London Institution of Mechanical Engineers, pp 8–11
81. Smillie IS (1970) Injuries of the knee joint, 4th edn. Williams & Wilkins, Baltimore, pp 268–329
82. Smillie IS (1980) Diseases of the knee joint, 2nd edn. Churchill Livingstone, Edinburgh, pp 387–429
83. Soren A, Fetto JF (1997) Chondropathia patellae. Arch Orthop Trauma Surg 116:362–366
84. Stougaard A (1964) Familial occurrence of osteochondritis dissecans. J Bone Joint Surg 46 B:542–543
85. Stougaard J (1974) Osteochondritis dissecans of the patella. Acta Orthop Scand 45:111–118
86. Sutton FS, Thompson CH, Lipke J, Keitelkamp OB (1976) The effect of patellectomy of knee function. J Bone Joint Surg [Am] 58:537
87. Swedish Clinical Experience 3/98. AAOS, New Orleans
88. Trillat A, Dejour H, Couette A (1964) Diagnostic et traitement des subluxations recidivantes de la rotule. Rev Chir 50(6):813–824
89. Turner MS (1994) The associations between titial torsion and knee joint pathology. Clinical Orthopaedics and Related Research 302:47–51
90. Turner MS, Smillie IS (1981) The effect of tibial torsion on the pathology of the knee. J Bone Joint Surg 63 B:396–398
91. Voight ML, Wieder DL (1991) Comparative reflex response time of vastus medialis obliques and vastus lateralis in normal subjects and subjects with extensor mechanism dysfunction. An electromyographic study. Am J Sports Med 19:131–137
92. Wanner JA: Variations in the anterior patellar groove of the human femur. Am J Phys Anthrop 177, 47:99–102
93. Weber U (1977) Zum Torsions-Problem des distalen Femurs. Z Orthop 115:707–715
94. Wiberg G (1941) Roentgenographic and anatomic studies on the femoropatellar joint. With special reference to chondromalacia patellae. Acta Orthop Scand XII:319
95. Wiles P, Andrews OL, Brenner RA (1960) Chondromalacia of the patella. J Bone Joint Surg [Br] 42:65
96. Yamamoto RH (1986) Arthroscopic repair of the medial retinaculum and capsule in acute patellar dislocation. Arthroscopy 2:125–131

8 Autologous Chondrocyte Implantation: Current State-of-the-Art

S. D. Gillogly

Since its introduction in Sweden more than 10 years ago, autologous chondrocyte implantation (ACI) has generated substantial interest in the orthopedic community. The high level of interest in ACI is likely do to the troublesome nature of the articular cartilage lesions. It is designed to treat: once destroyed, articular cartilage will not regenerate, and lesions may progress to osteoarthritis. Furthermore, these lesions frequently result in pain, swelling, and mechanical symptoms such as locking and catching, dramatically reducing patient's quality-of-life.

Investigators quickly recognized that chondrogenic cells must be present in the defect in order to produce acceptable fill of the full-thickness lesion. Thus, techniques – including drilling, microfracture, and abrasion – resulting in the perforation of subchondral bone and subsequent provision of pluripotential stem cells were developed with the hope that a more durable repair could be achieved. Despite differences in surgical technique, these procedures all result in the formation of fibrocartilage, consisting primarily of type I collagen and lacking the mechanical characteristics required for long-term durability. This typically results in an initially successful outcome followed by a return of symptoms and the eventual need for further surgery after 2 to 5 years [1].

In an effort to produce more durable hyaline repair tissue, animal studies were undertaken to elucidate the chondrogenic potential of perichondrium and periosteum. Although these trials demonstrated the ability of these tissues to produce hyaline cartilage, it was also determined that the direction of differentiation – whether into articular cartilage or bone – is determined largely by environmental factors rather than by the cell's phenotype. Although the manipulation of environment to create hyaline tissue is theoretically possible, differentiation of these tissues largely favors the eventual creation of bone due to the expression of type X collagen. This observation has been born out clinically in the few human trials of periosteal transplantation, which have not demonstrated consistent satisfactory results [1].

Despite the disappointing clinical results seen with periosteum alone, it was postulated that the addition of cultured chondrocytes, which are committed to the production of hyaline cartilage and thus do not produce type X collagen, would result in the production of a more durable repair. The scientific basis for this procedure is supported by the observation that cultured

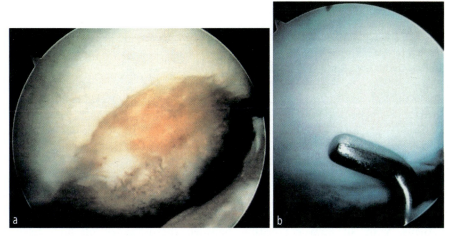

Fig. 1. a Lateral femoral condyle, full thickness chondral defect before autologous chondrocyte implantation procedure. **b** Lateral femoral condyle, full thickness chondral defect 1 year following autologous chondrocyte implantation procedure, with firmness equal to surrounding tissue

chondrocytes, once released enzymatically from monolayer culture and placed in a three-dimensional matrix, will proliferate and produce appropriate markers for hyaline cartilage. This allows the harvest of a small biopsy of tissue from a non-weightbearing portion of the knee, subsequent laboratory culture, and reimplantation of a large number of chondrocytes into the defect.

Swedish Experience

Brittberg and colleagues in Göteborg Sweden were the first to utilize ACI in the repair of full thickness articular cartilage lesions of the human knee. Their 1994 publication in the New England Journal of Medicine [2] reported promising outcomes in 23 patients with 16 to 66 month follow-up. Fourteen of 16 (88%) of patients with femoral condylar defects had good to excellent results. Results in patients with patellar defects were less encouraging, with only 71% of patients reporting improved function after implantation. Based on the promising results of this initial trial, a large series of patients has now been implanted and followed for an extended period.

Dr. Lars Peterson presented the 2–10 year outcomes in this large Swedish cohort at the 1998 annual meeting of the American Academy of Orthopedic Surgeons [3]. Two hundred nineteen (219) patients with 2–10 year follow-up were evaluated using 5 standardized rating scales. As shown in Table 1, the most favorable results were shown with defects of the femoral condyle, including osteochondritis dissecans. Examination of patients (n=38) followed for more than 5 years (mean 7.4) demonstrated the durable nature of the repair tissue: 96% of patients with good/excellent results at 2 years maintained this rating at long-term follow-up.

Table 1. Clinical Outcomes in Swedish Patients with 2–10 Year Follow-Up

Defect Location	n	Improved	Not Improved
Femoral Condyle	57	51 (89%)	6 (11%)
Femoral Condyle +ACL Repair	27	20 (74%)	7 (26%)
OCD	32	27 (84%)	5 (16%)
Patella	32	22 (69%)	10 (31%)
Trochlea	12	7 (58%)	6 (42%)
Multiple	53	40 (75%)	13 (25%)
Overall	213	167 (78%)	47 (22%)

Peterson also presented the results of post-implant histologies in 19 patients. Staining demonstrated the presence of hyaline-type tissue in 74% of patients, with an 86% correlation between the presence of such tissue and clinical improvement. Importantly, mechanical testing with a computerized, arthroscopic probe demonstrated near-normal stiffness in the hyaline-type repair tissue. This also correlated highly with excellent/good clinical results.

Author's Experience

Fifty three full thickness articular cartilage defects in forty one knees were treated with autologous cultured chondrocytes placed under a sutured periosteal patch. There were 25 males and 16 females who ranged in age from 14 to 52 years. The average age was 36.2 years. Twenty nine patients had undergone a total of 50 prior surgical procedures to address the chondral lesions to include chondroplasty, abrasion arthroplasty, drilling or microfracture techniques without lasting clinical benefit. The average size of the chondral lesions was 5.74 cm^2 and ranged from 1.69 to 17.2 cm^2 indicating very substantial sized defects. The medial femoral condyle was the most frequent defect site with 27 followed by the lateral femoral condyle (12), trochlea (7) and patella (6) and one of the lateral tibial plateau. Six patients had osteochondritis dissecans of a femoral condyle, four on the medial condyle and two on the lateral condyle. Nineteen patients underwent concomitant procedures at the time of the implantation for ACL reconstruction (7), anteromedialization of tibial tubercle (12), high tibial osteotomy (1), meniscal transplant (1).

Of 25 patients with over one year follow-up (range 12 to 36 months), 22 of 25 (88%) patients showed significant improvement and rate as good, very good, or excellent using the Knee Society and modified Cincinnati rating scales. The average clinician and patient evaluations of overall knee scores significantly improved from baseline of 3.3 and 3.2 respectively to 6.8 and 6.7 at one year ($p < 0.001$) and 8.8 and 8.4 at two years post-operatively

($p<0.001$). There was a statistically significant improvement ($p<0.01$) in clinician evaluation between one and two year follow-up indicating continued clinical improvement in some patients for up to 24 months after autologous chondrocyte implantation. Patient reported pain improved from 3.9 to 7.8 at one year and 9.5 ($p<0.001$) at two year follow-up and swelling improved from 4.25 to 8.1 at one year and 9.8 (both $p<0.001$) at two years. The Knee Society clinical rating scale jumped from a score of 67 to 89 at one year and 98 at two years, both statistically significant ($p<0.001$). The sports score which takes into account not only level of sports activity but also frequency and duration of activity significantly improved from a pre-operative score of 38 to 66 at one year and 88 at two years (both $p<0.001$).

One patient underwent arthroscopic debridement for hypertrophy of the repair cartilage at 6 months and continued to show clinical improvement following that procedure. Two patients undergoing concomitant procedures required arthroscopic lysis of adhesions for decreased motion at 5 and 6 months post-operatively. One regained full motion and the other was one of three patients who failed to have substantial clinical improvement from the procedure. Two of the three failures involved large defects on the medial femoral condyle and absent meniscal function which in retrospect were consistent with medial compartment gonarthrosis. The other failure was a patient who underwent ACI of multiple defects and did not have substantial improvement in symptoms.

Although these results are only 1 to 3 year follow-up, they do nonetheless appear highly encouraging and clearly show improvement over the results of traditional marrow stimulation techniques. Furthermore, these data are consistent with the early results reported by Peterson et al. in a cohort of patients that has now been reported with much longer clinical follow-up indicating durability of the good and excellent results [3].

Multi-Center International Experience

The International Cartilage Repair Registry [4] tracks patients implanted with cells cultured from a single commercial facility in the United States (Genzyme Tissue Repair, Cambridge, MA, USA). Data from the latest report of the registry were also presented during the American Academy of Orthopedic Surgeons 1998 annual meeting. A total of 50 patients with 2 year follow-up and 273 patients with 12 month data were evaluated. The results in this population of patients from Europe (excluding Sweden) and the United States were nearly identical to those demonstrated in the Swedish series: 86% of patients with femoral lesions were improved at 2 years, based on clinician evaluation using a modified Cincinnati rating scale. Patient symptomatology including pain, swelling, giving-way, and locking were all decreased over baseline measurement.

Eighty seven percent of patients in this series reported no adverse events or complications. The most common side-effects from the implantation include adhesions/fibroarthrosis (3%) and hypertrophic changes (2%). Ten percent of patients required re-operation (generally arthroscopic), including 6.5% for trimming and 2.4% for lysis of adhesions. Only 3.3% at one year, and 5.8% at two years required intervention (including re-implantation, marrow stimulation techniques, etc.) for complete implant failure. Graft failure in the early postoperative period generally appeared due to delamination as a result of falls; late failure was most frequently the result of central wear due to malalignment of the joint or failure to comply with prescribed rehabilitation.

Treatment Recommendations

Initiation of treatment for any articular cartilage lesion should begin with a thorough evaluation of defect etiology, topography, and contributing factors. The International Cartilage Repair Society has proposed standards for defect evaluation which may be used as a guide by the treating physician [5]. This classification system includes the following variables: etiology, defect thickness, lesion size and containment, location, ligament and meniscus integrity, alignment, previous treatments, radiologic and MRI assessment, and general/systemic medical issues.

An appropriate treatment algorithm will be based on the results of a comprehensive assessment such as the one described above, as well as the surgeon's understanding of the currently available repair techniques, joint physiology and biomechanics, and the natural course of the lesion. A treatment algorithm which incorporates all these factors was recently proposed by Dr. Tom Minas at the Brigham and Women's hospital in Boston [6]. For defects less than 2 cm^2 in low demand individuals, Minas recommends chondroplasty treatment, which typically provides symptomatic relief for 5 years. Similarly sized lesions in the high demand patient – such as a recreational athlete – may be treated with debridement and marrow stimulation techniques (e.g. abrasion, microfracture, drilling) which may be expected to return 75% of patients to activities of daily living and 50% to sport. As a second option in patients with these smaller defects, osteochondral plug autograft transfer (e.g. Mosaicplasty) may be used, although limited outcome information on this procedure is currently available and the technique converts a chondral lesion to an osteochondral one.

For defects 2 cm^2 and larger, and smaller defects which have failed previous treatment, Minas recommends treatment with ACI. Deep lesions with involvement of subchondral bone (depth = 1 to 2 cm) should be treated in a staged fashion with bone grafting 6–9 months prior to chondrocyte implantation. As noted above, ACI can be expected to return >85% of patients with femoral condylar lesions to sport and activities of daily living. Although not specifically addressed in Minas' algorithm, failure of ACI may be addressed with a second chondrocyte implant or osteochondral allograft. Tertiary failure typically requires a revision with arthroplasty.

Attention should be given to correction of malalignment or ligamentous instability with all repair techniques. Anterior cruciate ligament deficiency can be reconstructed prior to or at the time of the ACI treatment. Patellofemoral realignment is necessary when treating patellar defects. Peterson experienced significant improvement in the outcome of ACI in the treatment of patellar lesions when malalignment was corrected concurrent to cell implantation [3]. With correct alignment and close adherence to prescribed rehabilitation, acceptable results may be expected in roughly 70% of patients with patellar lesions treated with ACI. Unfortunately, there is little information on the treatment of tibial defects with this, or any other, technique.

Conclusions

The troublesome nature of articular cartilage lesions has been recognized as a particular challenge since the 18th century when Hunter [7] first described the limited ability of the tissue to regenerate. Numerous surgical interventions have been attempted in order to stimulate the formation of durable repair tissue, however until recently, these techniques frequently failed to provide long-term relief from symptoms and return to full function. Autologous chondrocyte implantation produces hyaline-type tissue which offers greater mechanical stiffness and durability than the fibrocartilage repairs yielded by previous alternatives. Such characteristics may prove particularly advantageous in treating larger lesions and/or high demand patients such as recreational athletes and those with physically demanding professions. At the present time, ACI is not indicated for the treatment of widespread degenerative joint disease (e.g. osteoarthritis) as evidenced by joint space narrowing or the presence of bilateral, "kissing" lesions. In the future, it is hoped that some combination of cell culture, matrices, and growth factors will allow total joint resurfacing and provide an alternative to joint replacement in these individuals.

References

1. Minas T, Nehrer S (1997) Current concepts in the treatment of articular cartilage defects. Orthopedics 20:525–38
2. Brittberg M, Lindahl A, Nilsson A, Ohlsson C, Isaksson O, Peterson L (1994) Treatment of deep cartilage defects in the knee with autologous chondrocyte transplantation. N Engl J Med 331:889–95
3. Peterson L (1998) Autologous Chondrocyte Transplantation: 2–10 Year Follow-Up in 219 Patients, Annual Meeting of the American Academy of Orthopedic Surgeons, New Orleans, LA, USA, March 19–23, 1998
4. Cartilage Repair Registry (1998) periodic report. Vol 4: Genzyme Tissue Repair, 1998.
5. International Cartilage Repair Society. Documentation and Classification System. International Cartilage Repair Society Newsletter #1

6. Minas T (1998) Management of the Arthritic Knee Without Total Knee Replacement: What Works, What Doesn't Work, What the Future Holds, Annual Meeting of the American Academy of Orthopedic Surgeons, New Orleans, LA, USA, March 19–23
7. Hunter W (1743) On the structure and diseases of articulating cartilage. Philos Trans R Soc Lond, 42b:514–21

9 Tissue Engineering in Cartilage Repair – In Vitro und In Vivo Experimente an zellaugmentierten Kollagenimplantaten

S. Nehrer und M. Spector

Knorpelheilung

Die eingeschränkte Heilungsfähigkeit von Gelenksknorpel ist seit mehr als drei Jahrhunderten in der Literatur beschrieben [1, 2] und noch immer ein aktuelles Thema in der Orthopädie. Diese Einschränkungen des Gelenkknorpels stehen im engen Zusammenhang mit dem Fehlen von Gefäßen, der geringen Mitoserate der Knorpelzellen und dem Mangel von chondrogenen Zellen im Knorpeldefekt. Mögliche Heilungsprozesse finden über Einblutung aus dem subchondralen Knochen, pluripotente Stammzellen aus dem Knochenmark oder synovialen Faktoren und Zellen statt [3]. Dieser Reparaturversuch endet aber meist mit der Bildung von fibrokartilaginärem Narbengewebe, welches die mechanischen Eigenschaften von Knorpel auf lange Sicht nicht erreichen kann. Wird der subchondrale Knochen nicht verletzt und keine Blutung induziert, findet meist überhaupt kein Heilungsprozeß statt und der Defekt bleibt zunächst unverändert bestehen [4].

Durch die mechanische Belastung des Gelenkes kommt es je nach Größe und Lokalisation des Defektes, sowie Achsstellung des Gelenkes und Begleitverletzungen mit Instabilität zu einer Progredienz des Defektes [5]. Die Ausweitung der Knorpelläsion und Degeneration der insuffizienten Narbe führt zu Reizzuständen des Gelenkes mit Ergußbildung und schmerzhafter Bewegungseinschränkung und kann im weiteren zur Dekompensation der Gelenksfunktion im Sinne der klassische Osteoarthrose fortschreiten. Die primäre Regeneration des Knorpels in Struktur und Funktion könnte die Folgeschäden von Knorpelläsionen verhindern und ist nach wie vor Ziel orthopädischer Forschungstätigkeit.

Operative Behandlung

Die klassische, chirurgische Behandlung des chronischen, symptomatischen Knorpeldefektes umschließt Methoden, welche durch Induktion einer Blutung aus dem subchondralen Knochen unter Umwandlung des Blutkoagulums einen Heilungsprozeß im Defekt induzieren [6]. Operationstechniken, wie Bohrung, Abrasions-Arthroplastik [7] und auch Mikrofrakturierungen führen zu einer fibrokartilaginären Narbenbildung im Defekt und erreichen keine Regenera-

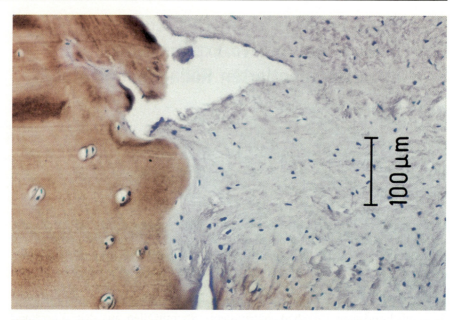

Abb. 1. Histologischer Schnitt aus der Randzone eines Knorpeldefektes ein Jahr nach Abrasions-Arthroplastik. Hyaliner Gelenknorpel mit Typ II Kollagen grenzt an fibröses Gewebe im Defekt (Immunhistochemie für Typ II Kollagen)

tion der Struktur und Form von hyalinem Gelenkknorpel (Abb. 1). Andere Methoden verwenden die chondrogene Potenz von Periost [8, 9] oder Rippenperichondrium [10, 11], welches in den Defekt implantiert wird, um eine verstärkte Regeneration zu erreichen. In einer neu entwickelten Technik wird ein Periostlappen über den Defekt genäht, und durch das Einbringen einer Zellsuspension von autologen, kultivierten Knorpelzellen unterstützt [12, 13]. Erste klinische Studien zeigen eine deutliche Verbesserung der Gelenkfunktion vor allem bei isolierten Knorpelläsionen am Femurkondyl.

Tissue Engineering

Die Transplantation von kultivierten Zellen hat auch in experimentellen Studien mehrfach positiven Einfluß auf die Regeneration von Geweben gezeigt. Die Zellen werden einerseits auf verschiedene Biomaterialien (Polyglykane, Kollagenflies) aufgebracht und mittels dieser Substanzen in den Defekt implantiert [14, 15], oder knorpelartiges Gewebe wird in der Zellkultur synthetisiert und implantiert. Die Verwendung von kultivierten Zellen, Matrixsubstanzen und Regulatoren, wie z. B. Wachstumshormone zur Regeneration von Gewebe wird als Tissue Engineering bezeichnet und beinhaltet einen multidisziplinären Ansatz von Technik, Biochemie, Zellbiologie und Medizin. Bei diesen Techniken werden Knorpelzellen enzymatisch aus Knorpelstücken ge-

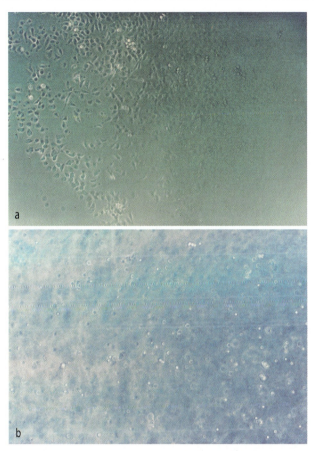

Abb. 2. a Knorpelzellen in zweidimensionaler Zellkultur (Monolayer) zeigen fibroblastische Dedifferenzierung mit pflastersteinartiger oder elongierter Zellform. **b** Im dreidimensonalen Kulturmedium Agarose nehmen die Knorpelzellen ihren runden, chondrozytären Phänotyp an

löst, die von Randzonen des gesunden Gelenkknorpels entnommen werden, und anschließend in Zellkultur vermehrt. Dabei kommt es zur fibroblastischen Dedifferenzierung der Knorpelzellen, aber in einem dreidimensionalen Kulturmedium können diese Zellen wieder den chondrozytären Phänotyp exprimieren und knorpelspezifische Proteine synthetisieren (Abb. 2 a, b). Neben den Gelenksknorpelzellen kommen auch pluripotente Zellen aus dem Periost, Perichondrium oder auch Knochenmark [16] in Frage, um Knorpel zu regenerieren.

Als Matrixsubstanzen werden resorbierbare natürliche Kopolymere, wie Kollagengel oder Fibrin verwendet, sowie synthetische Polymere, wie z.B. Polyglykane. Der Erfolg von Typ I Kollagenschwämmen als Transportmedium in experimentellen Studien [17, 18] veranlaßte uns einerseits das Verhalten von Knorpelzellen in verschiedenen Kollagenmatrices näher zu untersuchen,

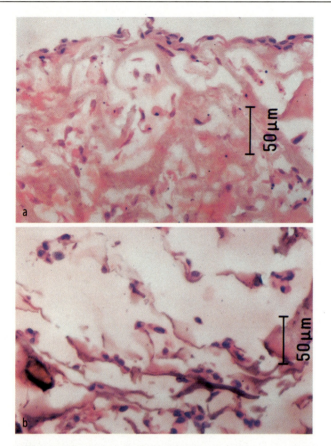

Abb. 3. a Kultivierte Knorpelzellen in einer Typ I Kollagen Matrix zeigen eher einen elongierten, fibroblastischen Phänotyp, während sie **b** in der Typ II Matrix rundzellig, chondrozytär erscheinen (H & E)

sowie den Einfluß des Kollagentypes und der Porencharakteristik zu analysieren. Weiters wurde die Anwendbarkeit und der Erfolg von solchen zellaugmentierten Implantaten im Tierexperiment evaluiert.

Kollagen Matrices

In-vitro **Experimente.** Ziel der experimentellen Studien war es das Verhalten von kultivierten Knorpelzellen in Kollagenmatrices zu untersuchen [17–21]. Biomaterialien, die zur Transplantation von Zellen verwendet werden, müssen den Zellen erlauben zu proliferieren und gewebespezifische Substanzen zu synthetisieren und einen runden, chondrozytären Phänotyp einzunehmen. Wir verwendeten eine poröse Typ I Kollagenmatrix, welche aus Rindersehnen synthetisiert wurde, sowie eine Typ II Kollagenmatrix vom Schwein. Die Typ I Matrix wurde in zwei Porengrößen von 25 µm und 85 µm synthetisiert, die

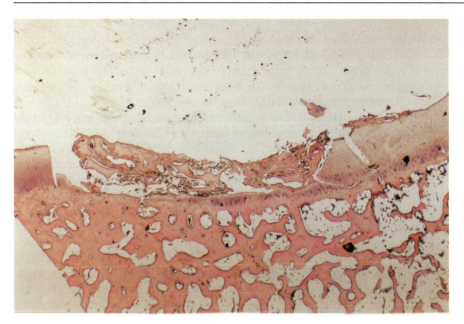

Abb. 4. Histologischer Schnitt eines zellaugmentierten Implantates im chondralen Defekt (H & E)

Typ II Matrix in einem Porendurchmesser von 85 µm hergestellt. Kultivierte Knorpelzellen wurden auf die Kollagenschwämme in Zellsuspension aufgebracht und nach 3 Stunden bis zu 3 Wochen histologisch hinsichtlich des Phänotyps evaluiert. Weiters wurden DNA- Gehalt und Glycosaminoglycan (GAG) – Gehalt der zellaugmentierten Implantate spektrometrisch gemessen.

Wir fanden einen signifikant höheren Anteil von chondrozytärem, rundzelligem Phänotyp der Knorpelzellen in der Typ II Matrix zu allen Untersuchungszeitpunkten, als in der Typ I Matrix (Abb 3a, b). Weiters beeinflußte auch die Porengröße die Reexpression des chondrozytären Phänotyps der Knorpelzellen. Das Verhältnis von DNA zu GAG Gehalt ergab Hinweise auf eine deutlich höhere biosynthetische Aktivität der Knorpelzellen im Typ II Schwamm. Sowohl der Kollagentyp als auch die Porengröße sind somit Parameter, die das Zellverhalten von kultivierten Knorpelzellen beeinflussen können und somit eine wichtige Steuergrößen für die Regeneration von Gelenkknorpel.

In vivo **Experimente.** Typ I und Typ II Kollagenmatrices derselben Porengröße wurden als zellaugmentierte Implantate in einem Tierexperiment verwendet [22]. Als Testdefekt wurde eine rein chondrale Knorpelläsion (ohne den subchondralen Knorpel zu verletzen) im Kniegelenk von Hunden verwendet. Die Knorpelzellen wurden aus unbelasteten Zonen des Gelenkknorpels des Gegenknies isoliert und über zwei Wochen kultiviert. Die zellaugmentierten Kollagenimplantate wurden in einen 4 mm messenden, runden Defekt eingebracht und mit einem vernähten Fascienstreifen oder einem Typ II Kollagen Deckel fixiert (Abb 4). Nach 15 Wochen wurden die behandelten Knorpeldefekte makroskopisch und histologisch evaluiert und mit unbehandelten Defekten verglichen. Weiters wurde die prozentuale Verteilung verschiedener Gewebetypen evaluiert. Hier wurde zwischen fibrösem Gewebe, fibrokartilaginärer Narbe und hyalinem Gelenkknorpel unterschieden.

Die zellaugmentierten Typ II Kollagenmatrices zeigten das beste Ergebnis hinsichtlich des Füllvolumens des regenerierten Gewebes. Im Durchschnitt waren 58% der Defektfläche der histologischen Schnitte mit Gewebe gefüllt, wobei aber größtenteils nur knorpelartiges Gewebe und kein Gelenkknorpel gefunden wurden. Die Typ I Implantate zeigten ähnliche Ergebnisse mit gering kleinerer Defektfüllung. In den zellaugmentierten Implantatgruppen kam es zu einem ausgeprägten Umbauprozeß in der subchondralen Lamelle, außerdem wurden Knorpelschäden durch die Fixationsnaht nachgewiesen.

Die Implantation von Typ I Matrix ohne Zellen oder der Implantation eines alleinigen Fascienstreifens zeigte signifikant weniger Füllung des Defektes mit rein fibröser Gewebebildung; somit kann ein positiver Einfluß der kultivierten Zellen angenommen werden. Interessanterweise fanden wir auch beträchtliche Gewebebildung in gänzlich unbehandelten Defekten, wobei die Füllung des Defektes insgesamt aber deutlich geringer war.

Schlußfolgerungen

Unsere Resultate zeigten, daß kultivierte Knorpelzellen in Kollagenmatrizes proliferieren und knorpelspezifische Moleküle synthetisieren können. Die Porenstruktur der porösen Matrizes und ihre chemische Zusammensetzung beeinflußten das Verhalten der Chondrozyten hinsichtlich ihres chondrozytären Phänotypes *in vitro*. In Zukunft erscheint es daher sinnvoll, Biomaterialien mit verschiedenen Materialcharakteristika *in vitro* zu testen, inwieweit das chondrogene Potential von kultivierten Knorpelzellen stimuliert werden kann. Variation der Porenstruktur und biochemische Zusammensetzung, aber auch Zusatz von Regulatoren (z.B.: Wachstumshormone, TGF) können das Zellverhalten beeinflussen.

Im Tierexperiment eigneten sich die Kollagenschwämme zum Transport der kultivierten autologen Knorpelzellen in den Defekt der Gelenkoberfläche. Nach 15 Wochen war in den meisten Fällen zwar der Defekt vollständig gefüllt, in einigen konnte aber kaum Gewebe gefunden werden, was auch durch den Verlust des vernähten Implantates verursacht gewesen sein könnte. In einer Kontrollgruppe von 6 Implantationen von Kollagenmatrices fanden wir aber keinen Verlust des Implantates 30 Minuten nach Verschluß der Arthrotomie.

Die zellaugmentierten Implantate erzielten eine signifikant vermehrte Bildung von Gewebe in der chondralen Knorpelläsion. Der größte Anteil des Gewebes war aber fibrokartilaginäres Narbengewebe, wobei die zellaugmentierten Typ II Kollagen Implantate im Trend das beste Ergebnis zeigten. Die

Struktur und Zusammensetzung von hyalinem Gelenkknorpel, also vollständige Regeneration der Gelenkoberfläche wurde nicht erzielt. Trotzdem erscheint die vermehrte Füllung des Defektes als ein erster Ansatz das Heilungspotential des Gelenkknorpels zu verbessern. Längere Beobachtungszeiträume dieser verbesserten Gewebebildung werden zeigen, ob die Kollagenmatrices zur Wiederherstellung der Gelenkoberfläche und Gelenkfunktion auch langfristig beitragen können.

Literatur

1. Hunter W (1743) Of the structure and diseases of articulating cartilages. Philosophical Transactions 470:514-521
2. Paget J (1853) Healing of injuries in various tissues, Lect Surg Path (London)1:262
3. Buckwalter J, Rosenberg L, Coutts R, Hunzider E, Reddi A, Mow V (1988) Articular cartilage: injury and repair. In: Injury and repair of the musculoskeletal soft tissues (Ed. Woo S.-Y. and Buckwalter J., AAOS, Park Ridge, IL, pp 465-482
4. Mankin H (1982) The response of articular cartilage to mechanical injury. J Bone Joint Surgery 64:460-466
5. Convery FR, MD, Akeson WH, MD, Keown GH DVM (1972) The repair of large osteochondral defects. An experimental study in horses. Clin Orthop Rel Res 82:253-262
6. Johnson L (1991) Characteristics of the immediate postarthroscopic blood clot formation in the knee joint. Arthroscopy 7:14-23
7. Johnson L (1991) Arthroscopic abrasion arthroplasty. Raven Press, New York
8. O'Driscoll SW, Keeley FW, Salter RB (1988) Durability of regenerated articular cartilage produced by free autogenous periosteal grafts in major full-thickness defects in joint surfaces under the influence of continuous passive motion. J Bone-Joint Surg 70-A:595-606
9. O'Driscoll S, Recklies A, Poole A (1994) Chondrogenesis in periosteal explants. The Journal of Bone and Joint Surgery 76-A:1042-1051
10. Engkvist O, Ohlsen L (1979) Reconstruction of articular cartilage with free autologous perichondrial grafts. Scandinavian Journal of Plastic and Reconstructive Surgery 13: 269-274
11. Homminga GN, Bulstra S, Bouwmeester PSM, Van Der Linden AJ (1990) Perichondral grafting for cartilage lesions of the knee. J Bone Jt Surg 72-B:1003-1007
12. Brittberg M, Lindahl A, Nilson A, Ohlson C, Isaksson O, Peterson L (1994) Treatment of deep cartilage defects in the knee with autologous chondrocyte transplantation. N Engl J Med 331:889-895
13. Brittberg M, Nilsson A, Lindahl A, Ohlsson C, Peterson L (1996) Rabbit articular cartilage defects treated with autologous cultured chondrocytes. Clinical Orthopedics and Related Research 326:270-283
14. Freed L, Marquis J, Nohria A, Emmanual J, Mikos A, Langer R (1993) Neocartilage formation in vitro and in vivo using cells cultured on synthetic biodegradable polymers. Journal of Biomedical Materials Research 27:11-23
15. Freed LE, Grande DA, Lingbin Z, Emmanual J, Marquis JC, Langer, R (1994) Joint resurfacing using allograft chondrocytes and synthetic biodegradable polymer scaffolds. J Biomed Mater Res 28:891-899
16. Caplan A, Fink D, Goto T, Linton A, Young R, Wakitani S, Goldberg V, Haynesworth S (1993) Mesenchymal stem cells and tissue repair. Raven Press Ltd, New York
17. Ben-Yishay A, Grande D, Schwartz R, Menche D, Pitman M (1995) Repair of articular cartilage defects with collagen-chondrocyte allografts. Tissue Engineering 1:119-133
18. Frenkel S, Pachenne J, Toolan B, Steger T (1995) A novel collagen bilayer matrix for articular cartilage repair. 41 ORS meeting, Orlando, Florida 365

19. Nehrer S, Ramappa A, Breinan H, Shortkroff S, Yanna I, Spector M (1996) Chondrocyte-seeded type I and type II collagen implants investigated in vitro, Fifth World Biomaterials Congress, Toronto, CA, pp 290
20. Nehrer S, Breinan H, Ramappa A, Young G, Shortkroff S, Louie L, Sledge C, Yannas J, Spector M (1997) Matrix collagen type and pore size influence behavior of seeded canine chondrocytes. Biomaterials 18:769–776
21. Nehrer S, Breinan H, Ramappa A, Shortkroff S, Young G, Minas T, Sledge C, Yannas J, Spector M (1997) Canine chondrocytes seeded in type I and type II collagen implants investigated in vitro. J Biomed Mat Res 38:95–104
22. Nehrer S, Breinan H, Ramappa A, Hsu H-P, Shortkroff S, Minas T, Spector M (1998) Autologous chondrocyte-seeded type I and type II collagen matrices implanted in a chondral defect in a canine model, ORS, New Orleans, pp 377

10 Erste Ergebnisse nach autologer Chondrozytentransplantation unter Berücksichtigung kernspintomographischer und histologischer Befunde

A. Burkart und A. B. Imhoff

Einleitung

Knorpeldefekte am Kniegelenk haben insgesamt eine schlechte Prognose bezüglich Reparationsmöglichkeiten. Es droht die fortschreitende Arthrose, die letztlich zum endoprothetischen Kniegelenksersatz führt, was insbesondere bei jungen Patienten aufgrund der Lockerungsraten vermieden werden sollte. [1, 14] Zum anderen wird der orthopädische Chirurg immer häufiger mit dem Problem des Knorpelschadens gerade beim jungen Sportler konfrontiert. Methoden zur Behandlung von Knorpelschäden wie die Abrasionsarthroplastik, die Mikrofrakturierung, das Anbohren sowie das Knorpelshaving wurden bisher therapeutisch benutzt [11, 12, 15, 17]. Hierdurch wird zwar eine faserknorpelige Auffüllung des Defekts mit vorübergehender Schmerzfreiheit hervorgerufen, aber das Reparationsgewebe ist oftmals mechanisch nicht ausreichend belastbar und führt nachfolgend ebenfalls zur Arthrose [6, 7, 16, 22]. Neuere Methoden zur Behandlung von Knorpelschäden beinhalten die Transplantation osteochondraler Zylinder [2, 10], Periostlappenplastiken [19] und die autologe Chondrozytentransplantation [3].

Wir führten bei 7 Patienten mit Knorpeldefekten am Kniegelenk eine autologe Chondrozytentransplantation durch. Die kernspintomographischen, arthroskopischen und histologischen Befunde dieser Patienten werden in dieser Studie als Frühergebnisse präsentiert.

Material und Methodik

Alle 7 Patienten hatten lokalisierte Knorpeldefekte im Kniegelenksbereich mit Schmerzen, rezidivierenden Ergüssen und Crepitus. Alle Patienten waren bereits voroperiert, veranschaulicht in Tabelle 1. Aufgrund der arthroskopisch gesicherten breitflächigen Defekte stellten wir die Indikation zur Chondrozytentransplantation. Während der Arthroskopie erfolgte die Biopsie eines Knorpelstückchens aus dem oberen Trochleabereich des verletzten Kniegelenks mit nachfolgender Kultivierung, gemäß der von Brittberg angegebenen Methode. In einem zweiten Eingriff erfolgte über eine anteromediale Arthrotomie die Excision des Knorpeldefekts bis zum angrenzenden, makroskopisch gesunden Knorpel in Blutleere und unter perioperativer Antibiotika-

Tabelle 1

Name	Alter	Diagnose	Voroperationen
N.A.	24	Alte VKB-Ruptur, Knorpelschaden medialer Condylus	Innenmeniskusteilresektion, Drilling, VKB-Plastik
A.H.	45	Traumatischer Knorpeldefekt med./lat. Condylus, Trochlea	Beck'sche Bohrung, Entfernung freier Knorpelfragmente
B.A.	31	Osteochondrosis dissecans lateraler Condylus	Spongiosaplastik, Refixation der OD
K.K.	35	Alte VKB-Ruptur, Knorpelschaden medialer Condylus	VKB-Plastik
S.J.C.	33	Osteonekrose medialer Condylus, Knorpeldefekte Trochlea, med/lat. Condylus	Bohrung, Debridement, osteochondraler Transfer Trochlea, Laser-Knorpelbehandlung
S.J.	34	Osteonekrose med. Condylus, Knorpeldefekt lat. Condylus	Sharing, Drilling, Debridement
U.S.	40	Osteochondraler Defekt 3 × 5 cm med. Condylus	Knorpeldebridement, Chondropics

prophlaxe (Cephalosporin). Aus dem anteromedialen Tibiabereich wurde ein Periostlappen entnommen und mit 6-0 Prolene über den Knorpeldefekt genäht. Nach Überprüfung auf Dichtigkeit erfolgte die Injektion der angezüchteten Chondrozytensuspension unter den Periostlappen. Der Verschluß der Arthrotomie erfolgte in üblicher Weise.

Insgesamt wurden 7 Patienten mit 10 Knorpeldefekten, Typ Outerbridge IV, mit einer autologen Chondrozytentransplantation behandelt. Das durchschnittliche Alter betrug 34 (24–45) Jahre. Die Knorpeldefekte befanden sich 2-mal im Trochleabereich, 3-mal im lateralen und 5-mal im medialen Femurcondylenbereich. Die Defektgröße betrug durchschnittlich 6,1 cm^2 (4 cm^2–8 cm^2).

Bisher wurde bei 3 Pat. nach durchschnittlich 6 Monaten (3–11 Monate) postoperativ eine Kernspintomographie (T1- und T2-Zeiten sowie T1 mit i.v. Gadolinium) (Gerät: Siemens, 1,0 Tesla) durchgeführt. Hierbei sollte die Chondrozytentransplatatstelle hinsichtlich Erosionen, Oberflächenunregelmäßigkeiten, Knorpelerscheinungsbild und Begleitreaktionen beurteilt werden. Daran anschließend erfolgte eine Kontrollarthroskopie zur Beurteilung des Aspekts, der Konsistenz und zur Biopsie des Transplantats. Die histologische Aufarbeitung des gewonnenen Transplantatgewebes erfolgte in der üblichen Technik, als Färbung wurde Hämatoxylin-Eosin benutzt. Die klinische Beurteilung erfolgte prae- und postoperativ nach dem Lysholm-Score.

Ergebnisse

Kernspintomographie (MRT): In der MRT zeigte sich bei allen Patienten im Bereich der Knorpeltransplantatstelle eine unterbrochene subchondrale Sklerosezone, erkennbar an der Unterbrechung des breiten hypointensen Signal-

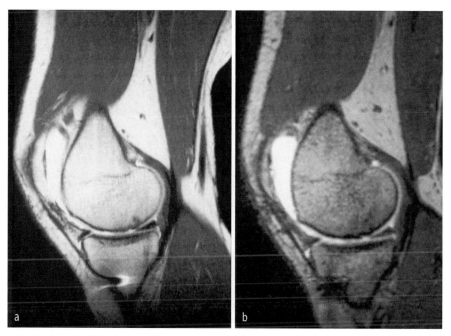

Abb. 1. a Patientin N.A.; Status vor Chondrozytentransplantation rechtes Kniegelenk. Knorpeldefekt im medialen Kondylusbereich mit Signalunregelmäßigkeiten und subchondraler Reaktion. (SE, TR 722, TE 20,0/1, Gadolinium intraartikulär). **b** Pat. von Abb. a (de3d, TR 26,8, TE 9,0/1, Gadolinium intraartikulär)

bands direkt am Knochen. An der Transplantatoberfläche war eine inhomogene Signalgebung mit Signalhypo- und hyperintensitäten vorherrschend. Die Umgebung nahm teils Gadolinium auf (Abb. 1–3). Die Schichtung in 3 Zonen mit einer signalarmen Zone am Knochen, folgender signalreicher Zone und wieder einer dünnen signalarmen Zone (Modl), war bei allen Patienten aufgehoben ohne Nachweis einer Wiederherstellung.

Arthroskopie: Bei der Kontrollarthroskopie war der Transplantatbereich vom umgebenden Knorpel deutlich abgrenzbar und leicht erhaben. Die Transplantatoberfläche war glatt und von weich-federnder Konsistenz. Die Farbe war dem benachbarten Knorpel ähnlich. Es bestand keine Synovitis. Bei dem Patienten mit 11monatiger Implantationsdauer war die Konsistenz des Transplantatbereichs bereits deutlich kräftiger und knorpelartig.

Histologie: Bei 1 Pat. wurde lediglich ein Periostlappenanteil ohne Knorpelzellnachweis biopsiert. Bei 2 Patienten (4+11 Mon. nach Chondrozytentransplantation) wurde hyalinartiges Reparationsgewebe nachgewiesen. Hier war insbesondere basisnah eine säulenartige Formation der Zellen sichtbar. Die neuen Knorpelzellen waren rundlich und teils zu Zellhaufen (cluster formation) angeordnet, teils auch blasig aufgetrieben. Es lag eine mitoseartige Aktivität vor (Abb. 4 and 5).

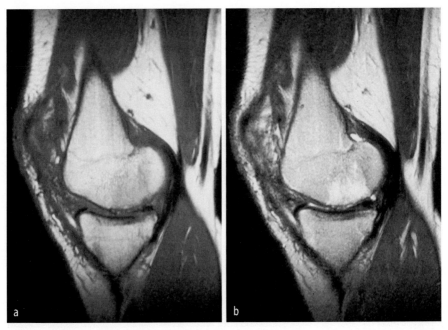

Abb. 2. a Patientin N.A., Status 3 Monate nach Chondrozytentransplantation med. Femurcondylus. Unterbrechung der signalarmen Linie und Gadoliniumaufnahme subchondral, Signalunregelmäßigkeiten an der Transplantatoberfläche (SE, TR 722, TE 20,0/1). **b** tse, TR 3458, TE 96,0/1

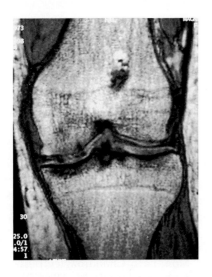

Abb. 3. Patientin N.A., 9 Monate nach Chondrozytentransplantation, Unterbrechung der 3 Zonen in der MRT, Signalunregelmäßigkeiten an der Transplantatoberfläche (fl 3d, TR 25, TE 11,0/1)

Klinische Untersuchung: Alle Patienten berichteten postoperativ über eine Schmerzbesserung und eine verminderte Ergußneigung. Der Lysholm-Score verbesserte sich von praeoperativ 81 auf postoperativ 91. Komplikationen traten bisher keine auf.

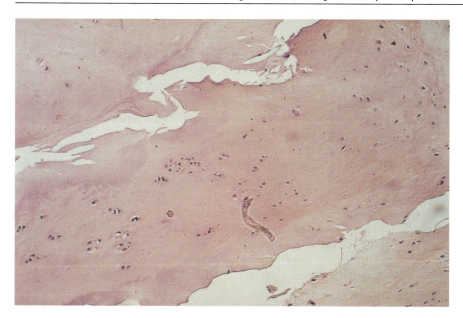

Abb. 4. Biopsie aus dem Transplantatbereich des Pat. S.J., 11 Monate nach Chondrozytentransplantation. Basisnahe, säulenartige Formation der Knorpelzellen, Zellhaufenbildung. Färbung: H.E., Vergrößerung 100fach

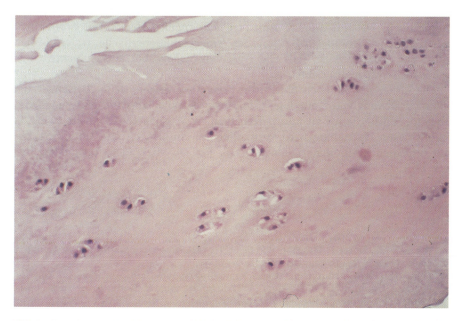

Abb. 5. Vergrößerung des Präparats aus Abb. 4, säulenartige Zellformation, mitoseartiges Aussehen der Zellen, Zellhaufenbildung

Diskussion

Nach Literaturangaben erlaubt die Kernspintomographie eine genaue Beurteilung der Knorpelverhältnisse, insbesondere die 3D-fettsupprimierte Gradientenechosequenz [13, 21, 23]. Modl et al. beschrieben eine histologisch korrelierte Schichtung des Knorpels in 3 Zonen, wobei die dem Gelenk zugewandte signalarme Zone den tangential orientierten Kollagenfasern entsprach, die mittlere signalreiche Zone dem Knorpel in der Übergangszone und der folgende dem Knochen anliegende signalarme Saum dem tiefen radiär orientierten Kollagenfaserverlauf und der Kalzifizierungszone [18]. In der MRT konnte bei allen Patienten an der Transplantatoberfläche eine inhomogene Signalgebung mit Unterbrechung dieser Zoneneinteilung nachgewiesen werden. Eine genaue Beurteilung der Knorpelverhältnisse im Transplantatbereich war deswegen nicht möglich. Allerdings konnten die Grenzen des Transplantats und die unregelmäßige Oberfläche dargestellt werden. Der Langzeitverlauf wird zeigen, welche Veränderungen an der Transplantationsstelle auftreten und ob sich eine erneute Schichtung der Zonen einstellt.

Die histologische Untersuchung zeigte eine Zellhaufenbildung und eine vorwiegend basisnahe säulenartige Anordnung der knorpelartigen Zellen, was einer erhöhten mitotischen Zellaktivität in einem juvenilen Reparationsgewebe entsprechen könnte. Dies steht in Übereinkunft mit anderen Autoren [4, 5, 9]. Auch arthroskopisch war die Transplantatoberfläche von hyalinartigem Aspekt. Insbesondere nach längerer Implantationsdauer (11 Monate) war bereits eine Verfestigung der Transplantatbeschaffenheit, also eine zunehmende knorpelartige Umwandlung, festzustellen. Komplikationen wie z.B. Adhäsionen, Delaminationen, Auftreten von freien Gelenkkörpern oder hypertrophische Veränderungen an der Transplantatoberfläche traten bisher nicht auf. Erfreulich ist, daß alle Patienten bisher über eine subjektive Beschwerdebesserung berichten.

Die bisher gewonnenen objektiven Ergebnisse zeigen, daß – bei enger Indikationsstellung – die autologe Chondrozytentransplantation eine mögliche, aber teure Alternative zu knorpelerhaltenden Maßnahmen darstellt. Die Zukunft dieser Maßnahme wird vermutlich im Aufbringen von Chondrozyten auf verschiedene Biomaterialien wie z.B. Kollagenvlies oder Polyglykane liegen [8].

Literatur

1. Amstutz HC, Dorey F, O'Carroll PF (1986) THARIES resurfacing arthroplasty evolution and long-term results. Clin Orthop 213:92–114
2. Bobic V (1996) Arthroscopic Osteochondral Autograft Transplantation in Anterior Cruciate Ligament Reconstruction: A Preliminary Clinical Study. Knee Surg Sports Traumatol Arthroscopy 3:262–264
3. Brittberg M, Lindahl A, Nilsson A, Ohlsson C, Isaksson O, Peterson L (1994) Treatment of Deep Cartilage Defects in the Knee with Autologous Chondrocyte Transplantation. New Engl J Med 331:889–895

4. Brittberg M, Nilsson A, Lindahl A, Ohlsson C, Peterson L (1996) Rabbit Articular Cartilage Defects Treated with Autologous Cultured Chondrocytes. Clin Orthop 326:270–283
5. Breinan HA, Minas T, Hsu HP, Nehrer S, Sledge CB, Spector M (1997) Effect of cultured autologous chondrocytes on repair of chondral defects in a canine model. J Bone Joint Surg 79-A:1439–1451
6. Campbell CJ (1969) The healing of cartilage defects. Clin Orthop 64:45–63
7. Convery FR, Akeson WH, Keown GH (1972) The repair of large osteochondral defects: an experimental study in horses. Clin. Orthop. 82:253–62
8. Frenkel S, Toolan B, Menche D, Pitman MI, Pachence JM (1997) Chondrocyte Transplantation Using a Collagen Bilayer Matrix for Cartilage Repair. J Bone Joint Surg 79-B:831–836
9. Grande DA, Pitman MI, Peterson L, Menche D, Klein M (1989) The repair of experimentally produced defects in rabbit articular cartilage by autologous chondrocyte transplantation. J Orthop Res 7:208–18
10. Hangody L, Karpati Z, Szigeti I, Sükösd L (1996) Clinical Experience with the Mosaic Technique. Review of Osteology 4:32–36
11. Henche HR (1967) Patellar shaving (indications, technique, results) in the knee. In: Hastings D, ed. Ligament and articular cartilage injuries. Springer Verlag, New York, NY
12. Johnson LL (1984) Arthroscopic abrasion arthroplasty: historical and pathologic perspective: present status. Arthroscopy 2:54
13. Karvonen RL, Negendank WG, Fraser SM et al. (1990) Articular cartilage defects of the knee: correlation between magnetic resonance imaging and gross pathology. Ann Rheum Dis 49(9):672–675
14. Landon GC, Galante JO, Casini J (1985) Essay on total knee arthroplasty. Clin Orthop 192:69–74
15. Magnuson PB (1941) Joint debridement: a surgical treatment of degenerative arthritis. Surg Gynecol Obst 73:1–9
16. Mankin HJ (1974) The reaction of articular cartilage to injury and osteoarthritis. N Engl J Med 291:1285–92
17. Mitchell N, Shephard N (1976) The resurfacing of adult rabbit articular cartilage by multiple perforations through the subchondral bone. J Bone Joint Surg 58-A:230–3
18. Modl J, Sether LA, Haughton VM, Kneeland JB (1991) Articular Cartilage: Correlation of Histologic Zones with Signal Intensity at MR Imaging. Radiology 181:853–855
19. O'Driscoll SW, Keeley FW, Salter RB (1986) The Chondrogenic Potential of free autogenous periosteal grafts for biological resurfacing of major full-thickness defects in joint surfaces under the influence of continous passive motion: an experimental investigation in the rabbit. J Bone Joint Surg 68-A:1017–1035
20. Outerbridge RE (1961) The Etiology of Chondromalacia Patellae. J Bone Joint Surg 43B:752–757
21. Recht MP, Piraino DW, Paletta GA, Schils JP, Belhobek GH (1996) Accuracy of fat-suppressed three-dimensional spoiled gradient-echo FLASH MR imaging in the detection of patellofemoral articular cartilage abnormalities. Radiology 198:209–212
22. Shapiro F, Koide S, Glimcher MJ (1993) Cell origin and differentiation in the repair of full-thickness defects of articular cartilage. J Bone Joint Surg 75-A:532–53
23. Trattnig S, Huber M, Breitenseher MJ, Trnka HJ, Rand T et al. (1998) Imaging articular cartilage defects with 3D fat-suppressed echo planar imaging: comparison with conventional 3D fat-suppressed gradient echo sequence and correlation with histology. J Comput Assist Tomogr 22:8–14

11 Die Transplantation von autogenem Rippenperichondrium zur Behandlung von tiefen Gelenkknorpeldefekten

J. Bruns und P. Behrens

Zusammenfassung

Es werden die klinischen Ergebnisse der Therapie von tiefen Defekten des hyalinen Gelenkknorpels mittels autogener Transplantation von Rippenperichondrium an insgesamt 27 Patienten dargestellt. Nachuntersuchungsergebnisse von bisher 14 Patienten zeigen in allen Fällen eine deutliche Verbesserung der Werte im Lysholm- und Ranawat-HSS-Score.

Einleitung

Das Problem der Behandlung von umschriebenen Defekten des hyalinen Gelenkknorpels ist dadurch gegeben, daß Knorpel als sog. postmitotisches Gewebe gilt [8]. Nur wenige Behandlungsmethoden werden bisher klinisch umfangreich mit hinreichendem Erfolg angewendet. Zu den bisher experimentell ausgiebig untersuchten und klinisch angewandten Methoden gehört auch die autogene Transplantation des Perichondriums [1–7]. Aufgrund seiner im Vergleich zu hyalinem Gelenkknorpel bzw. osteochondralen Transplantaten guten zellulären Aktivität bzw. Proliferationsfähigkeit stellt es eine biologisch aktive Behandlungsmethode dar. Erste Berichte über die Anwendung beim Menschen zeigten an nicht gewichtsbelasteten Gelenken wie Finger- und Handgelenken sowie Kniegelenken gute Ergebnisse auf [1, 3–7].

Aus biologischer Sicht besteht mit der Perichondriumtransplantation die Möglichkeit, ein „aktives", d.h. proliferationsfähiges Transplantat zu verwenden. In dieser Arbeit sollen die eigenen bisher erzielten Ergebnisse der Perichondriumtransplantation dargestellt werden.

Material und Methoden

An 27 Patienten wurde die autogene Rippenperichondriumtransplantation bisher durchgeführt. Als Indikation galten frische traumatische Knorpelläsionen, Knorpeldefekte nach Osteochondrosis dissecans oder -Rezidiv sowie Läsionen der Knorpelschicht, die durch eine subchondrale benigne tumoröse Läsion entstanden waren. Diese Defekte wurden teils arthroskopisch, teils magnetresonanztomographisch diagnostiziert. In einigen Fällen wurden zusätzliche operative Maßnahmen wie eine Kreuzbandplastik (bei Kreuzbandinsuffizienz) oder Umstellungsosteotomie (Varusfehlstellung) durchgeführt. Als Ausschlußkriterien galten röntgenologisch und/oder klinisch-intraoperativ bereits erkennbare arthrotische Veränderungen mit diffusen Knorpelschäden, sowie das Vorliegen von systemischen Veränderungen i.S. von Erkrankungen des rheumatischen Formenkreises.

Hinsichtlich der Operationstechnik wurde folgendermaßen verfahren: Der Knorpeldefekt wurde aufbereitet und eventuell vorhandener Knorpeldetritus entfernt, bis der subchondrale Knochen freilag, außerdem die Defektränder mittels Meißel begradigt. In Fällen mit Zerstörung der subchondralen Grenzschicht bzw. subchondraler Sklerosierung (Osteochondrosis dissecans) erfolgte eine subchondrale Spongiosaplastik ggfs. nach Anbohrung oder Ausräumung der Sklerose. Rippenperichondrium wurde von einer der kaudalen Rippen sternumnah mittels Raspatorium entnommen und nach Aufbereitung des Knorpeldefektes sowie Größenanpassung des Transplantates in den Defekt mittels Fibrinkleber (Tissucol, Fa. Immuno, Heidelberg) derart eingeklebt, daß die vormals der Rippe zugewandte Seite des Perichondriums zum Gelenkcavum hinzeigte.

Postoperativ erfolgte in allen Fällen eine Entlastung des Gelenkes für mindestens 2 Monate. Unmittelbar postoperativ wurde das operierte Gelenk für 7–10 Tage immobilisiert, um die initiale Einheilung des Transplantates zu gewährleisten. Für eine Zeit von 3 Monaten erfolgte begleitend eine Behandlung i.S. der continuous-passive-motion auf einer motorgetriebenen Bewegungsschiene (mindestens 3 Std./Tag). Perioperativ wurde zusätzlich eine Medikation von Indomethacin (3×50 mg/Tag) zur Prophylaxe gegen eine Transplantatverkalkung gegeben. Nach Ablauf von 2 Monaten wurde die Belastung des Gelenkes bis zur Vollbelastung gesteigert.

Kontrolluntersuchungen: Alle Patienten wurden präoperativ und mindestens 1 Jahr postoperativ mittels Lysholm- und Ranawat-(HSS)-Score befragt. In einigen Fällen erfolgte eine arthroskopische, meist eine magnetresonanztomographische Kontrolle.

Ergebnisse

Die Ursache der Knorpeldefekte ist in Tabelle 1 dargestellt, ihre anatomische Lage in Tabelle 2. Das Durchschnittsalter betrug 30,8 Jahre, 6 Pat. waren weiblichen, die übrigen männlichen Geschlechts. Bei drei Patienten wurde aufgrund einer Varusfehlstellung bei medialer Osteochondrosis dissecans zusätzlich zweizeitig circa 1 Woche nach der Perichondriumtransplantation eine hohe valgisierende Tibiaosteotomie durchgeführt, bei einem Patienten gleichzeitig eine vordere Kreuzbandplastik.

In allen Fällen waren keine postoperativen Komplikationen wie Thrombosen, Wundheilungsstörungen, Infekte oder Transplantatlockerungen zu bekla-

Tabelle 1. Ätiologie der Knorpelschäden

Trauma	17/27
Osteochondr. diss.-Rez.	6/27
Osteochondr. diss.	1/27
Benigner subch. Tu.	2/27
Osteonekrose	1/27

Tabelle 2. Lokalisation des Defektes

Femurkondylus medial	16/27
Femurkondylus lateral	5/27
Patella u. Fem. kond. med	2/27
Tibiaplateau	1/27
Patellagleitlager	1/27
Acetabulum	1/27
Talus	1/27

gen. Die Vollbelastung wurde ohne Probleme nach 3–4 Monaten wiedererlangt.

Follow-up-Ergebnisse: Alle 14 bisher nachuntersuchten Patienten gaben nach mindestens 1 Jahr eine deutliche Beschwerdelinderung an. Der Nachuntersuchungszeitraum betrug im Mittel 16,6 Monate. Der Vergleich der individuellen prä- und postoperativen Scores ist in Abb. 1 und 2 dargestellt, die Mittelwerte in Abb. 3 und 4. Im Vergleich zum präoperativen Wert (60,9 SD 19,1) stieg der Lysholm-Score postoperativ signifikant auf 95,5 SD 10,0 und der Ranawat-Score von präoperativ 78,5 (SD 12,2) signifikant auf 95,9 (SD 7,3) an.

Diskussion

Die chondrogene Potenz des Perichondriums ist mindestens ein Jahrhundert bekannt und bisher experimentell sehr umfassend unter verschiedenen Bedingungen untersucht worden [1–7]. Hinsichtlich einer klinischen Anwendung wurde sich positiv geäußert, vorausgesetzt, daß durch eine optimale Transplantatfixation Sekundärschäden am Defektrand vermieden werden können und nur eine kurzfristige Immobilisationszeit notwendig ist, um anschließend die positiven Effekte der „CPM"-Behandlung auf das Gelenk bzw. die Transplantate ausnutzen zu können [1, 2–7]. Homminga et al. [4, 5] konnten im Kaninchenmodell und klinisch zeigen, daß Fibrinkleber trotz geringer Klebekraft und kurzer Immobilisationszeit (2 Wochen) eine ausreichende Transplantatfixation ermöglicht, die eine postoperativ notwendige „CPM-Behandlung" erlaubt. Weitere tierexperimentelle Untersuchungen bele-

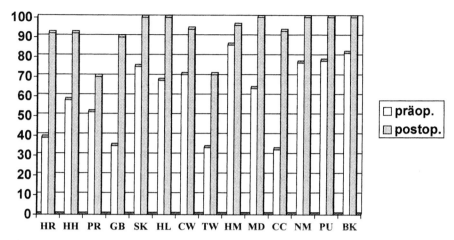

Abb. 1. Individuelle prä- und postop. Scores im Lysholm-Score

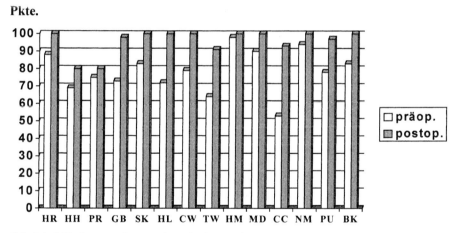

Abb. 2. Individuelle prä- und postop. Scores im Ranawat-Score

gen, daß Perichondrium als Transplantat in der Lage ist, das für hyalinen Knorpel typische Kollagen II zu bilden [1] und, daß ein Jahr postoperativ eine gute Restitution der Gelenkflachendefekte besteht. Biomechanische Analysen zeigen zudem, daß die Scherkräfte bzw. Gleiteigenschaften denen von normalem hyalinem Knorpel gleichen.

Eigene experimentelle Daten [2] bestätigen die Anwendbarkeit dieser „biologisch aktiven" Transplantationsmethode an prinzipiell gewichtsbelasteten Gelenke im Großtiermodell. Eine durch Kollagenvlies erhoffte Förderung der Gewebeproliferation war jedoch nicht zu erkennen.

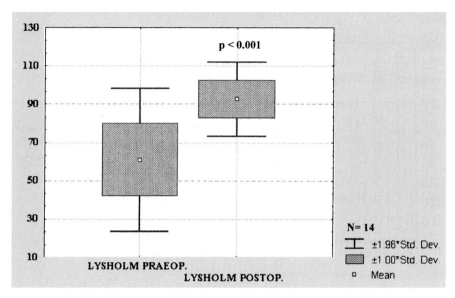

Abb. 3. Prä- und postop. Mittelwerte im Lysholm-Score

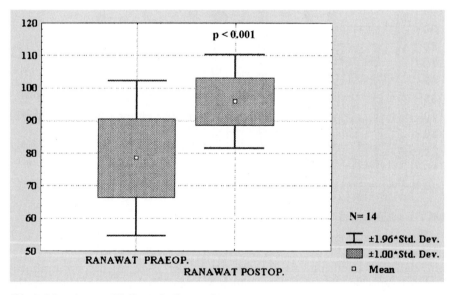

Abb. 4. Prä- und postop. Mittelwerte im Ranawat-Score

Die hier dargestellten Ergebnisse weisen in allen Fällen eine deutliche Verbesserung der klinischen Beschwerden auf. Eine anderorts beklagte enchondrale Ossifikation [6] der Transplantate (Transplantatverkalkung) konnte bisher nicht gesehen werden.

Das Rippenperichondrium zeichnet sich im Vergleich zu anderen operativen Therapieverfahren für tiefe Knorpelläsionen durch seine hohe biologische Aktivität resp. die Proliferationspotenz aus. Es ist in der Lage, als dünne „Knorpelhaut" vollschichtige, tiefe bis auf den subchondralen Knochen reichende Knorpeldefekte nicht nur aufzufüllen, sondern eine dem hyalinen Knorpel ähnliche Struktur wiederherzustellen.

Fraglich bleibt bisher, welche Defektgröße maximal mit dieser Methode behandelbar ist und bis zu welchem Alter sie anwendbar ist. Desweiteren stellt sich die Frage der Dauerhaftigkeit der Transplantate.

Andere Verfahren zur Therapie umschriebener Knorpeldefekte werden derzeit umfangreich untersucht. Welchen Stellenwert die Perichondriumtransplantation dabei langfristig einnehmen wird, bleibt bisher noch unklar. Für eine genaue Aussage müssen standardisierte Vergleichsuntersuchungen die o. g. Fragen klären. Möglicherweise erlauben neue Technologien der Gentechnik bzw. des sog. Bioengineering demnächst, die Idee der Modulation eines mesenchymalen, aber noch undifferenzierten Gewebes, noch besser zu verwirklichen.

Literatur

1. Amiel D, Coutts RD, Harwood FL, Ishizue KK, Kleiner JB (1988) The Chondrogenesis of Rib Perichondrial Grafts for Repair of Full Thickness Articular Cartilage Defects in a Rabbit Model: A One Year Postoperative Assessment. Connective Tiss Res 18:27-39
2. Bruns J, Kersten P, Lierse W, Silbermann M (1992) Autologous rib perichondrial grafts in experimentally induced osteochondral lesions in the sheep-knee joint: morphological results. Virchows Archiv A Pathol Anat 421:1-8
3. Engkvist O (1979) Reconstruction of Patellar Articular Cartilage with free autologous perichondrial Grafts. Scand J Plast Reconstr Surg 13:361-369
4. Homminga GN, Linden TJ vd, Terwindt-Rouwenhorst EAW (1989) Repair of articular defects by perichondrial grafts. Acta Orthop Scand 60:326-329
5. Homminga GN, Bulstra SK, Bouwmeester PSM, Linden AJ vd (1990) Perichondrial Grafting For Cartilage Lesions of The Knee. J Bone Joint Surg 72-B:1003-1007
6. Homminga 1997: persönl. Mitteilung
7. Ohlsen L, Widenfalk B (1983) The early development of articular cartilage after perichondrial grafting Scand. J Plast Reconstr Surg 17:163-177
8. Otte P (1972) Die Biologie des Knorpels in Hinblick auf die Transplantation. Z Orthop 110:677-685

12 Osteochondrale Autograft-Transplantation in verschiedenen Gelenken

A. B. Imhoff und G. Öttl

Zusammenfassung

Ein chondraler oder osteochondraler Schaden in der Belastungszone eines Gelenkes ist weiterhin ein therapeutisches Problem. Das Ziel bei der Therapie von Knorpeldefekten ist die Wiederherstellung der Knorpeloberflächenkongruenz, normale Gelenkfunktion und freie schmerzfreie Beweglichkeit sowie Verhinderung einer weiteren Knorpeldegeneration. Zur Therapie von chondralen/osteochondralen Läsionen stehen uns heutzutage folgende Möglichkeiten zur Verfügung: Debridement und Drilling, Mikrofrakturierung oder Abrasionsarthroplastik, frische osteochondrale Allografts, osteochondrale Autografts, Transplantation von Rippenperichondrium oder Periost, Periosttransplantation mit Chondrozytenimplantation und Endoprothese. Ziel der osteochondralen Autografts ist die Verwendung von Knorpelknochenzylindern aus gering belasteten Knorpelzonen des Kniegelenkes (prox. lateraler oder medialer Femurkondylus, Interkondyläre Notch) für die Transplantation in Defekte der Belastungszonen. Operative Technik und Ergebnisse werden präsentiert. Die arthroskopische/offene Transplantation von autologen Knorpelknochenzylindern aus dem Knie eignet sich für chondrale/osteochondrale Läsionen und Osteonekrosen an Femur, Patella, Talus, Ellbogen sowie Schulter und Hüfte.

Knorpel-Knochen-Transplantation

Die Therapie von chondralen bzw. osteochondralen Defekten durch osteochondrale Transplantation wurde erstmals von Wagner (1964) erwähnt. Er hatte bereits Instrumente für die offene osteochondrale Transplantation entwickelt und vorgestellt. Er berichtete über 3 Patienten mit autologer Transplantation und 2 Patienten mit homologer Transplantation am Kniegelenk. Mittels autologer osteochondraler Transplantate aus der hinteren Kondylenrolle wurde versucht grössere Knorpeldefekte im Kniegelenk zu therapieren. Die Verwendung von osteochondralen Allografts für die Behandlung von articulären Defekten bei OCD wird von Garett 1994 beschrieben. Langzeitergebnisse nach Allograft-Transplantation im Kniegelenk nach Knorpelläsionen bzw. OCD wurden von Gross et al. 1997 präsentiert. Mögliche Komplikationen sind das Risiko der Übertragung von Krankheiten (HIV, Hepatitis, Tumorzellen), Abstoßungsreaktionen sowie die fragliche Vitalität bei „fresh frozen" Knorpelzellen. Die mittel- bis langfristigen Verlaufsbeobachtungen sind in der Regel schlecht, da die Chondrozyten die Konservierung (tiefgefroren oder Bestrahlung) nicht überleben.

Erneut wurde die osteochondrale Transplantation 1993 von Matsusue et al. erwähnt. Dieses Verfahren wurde von Hangody und Bobic wieder aufgegriffen, die Technik verbessert und auch ein arthroskopisches Vorgehen möglich. Ziel dieser Techniken ist die Verwendung von Knorpelknochenzylindern aus gering belasteten Knorpelzonen des Kniegelenkes (prox. lateraler oder medialer Femurkondylus, Interkondyläre Notch) für die Transplantation in Defekte der Belastungszonen. Obwohl diese Technik ursprünglich für die Behandlung von lokalen Knorpeldefekten in der Belastungszone des Femurs entwickelt wurde, wird es mittlerweile auch an der Patella, Tibia und an anderen Gelenken wie Ellbogen, Talusschulter als auch an Schulter und Hüfte eingesetzt [10].

Indikationen für die autologe osteochondrale Transplantation (OATS)

Indikationen sind fokale osteochondrale Läsionen >1 × 1 cm bis 2 × 3 cm in der Belastungszone, lokale Knorpelschäden Grad III und IV nach Outerbridge sowie Bauer und Jackson, Osteochondrosis dissecans-Herde Grad III und IV (avitales Fragment, Knorpelmalazie) sowie begrenzte Osteonekrosen [15] aber keine generalisierte Osteoarthrose. Achsfehlstellungen, patellofemorales Malalignement oder eine bestehende funktionelle Instabilität (vordere oder hintere Kreuzbandruptur) sollten gleichzeitig oder vor Therapie des Knorpeldefektes angegangen werden.

Operative Technik OATS

In Abhängigkeit von der Lokalisation und der Größe des Defektes als auch der Spenderregion kann dies in arthroskopischer Technik oder mittels Mini-Arthrotomie erfolgen. Die Durchmesser der zylindrischen Autografts kann man zwischen 5 und 15 mm variieren. Durch die Verwendung spezieller Rundmeißel können die Autografts mit uniformer Größe und Länge gewonnen werden. Wenn immer möglich sollte die Größe des Defektes bereits präoperativ mittels MRT-Bildgebung für die präoperative Planung bestimmt werden.

Ansonsten wird die Größe und das Ausmaß des Defektes arthroskopisch evaluiert und anschließend mit speziellen Größenmesser bestimmt, ob ein oder mehrere Zylinder transferiert werden. Anschließend wird festgelegt, ob in arthroskopischer oder offener Technik operiert wird. Bei einem offenen Vorgehen ist der Zugang mittels Miniarthrotomie oder über einen direkten zentralen Zugang für die Entnahme und zur Insertion der Knorpelknochen-

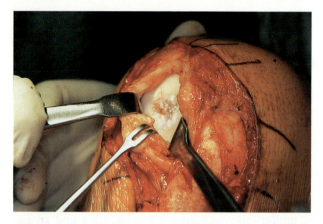

Abb. 1. Bei einem offenen Vorgehen ist der Zugang mittels oder über einen direkten zentraler Zugang für die Entnahme und zur Insertion der Knorpelknochenzylinder und gleichzeitiger hoher tibialen Osteotomie bei Varusfehlstellung wie bei diesem 31-jährigen Patienten

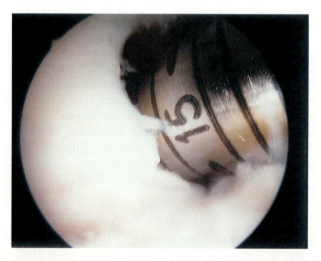

Abb. 2. In arthroskopischer Technik wählen wir den Arbeitszugang und/oder die Flexion des Kniegelenkes abhängig von der Lokalisation des Defektes so, daß ein orthogrades Aufsetzen der Rundmeißel auf die Gelenkknorpeloberfläche möglich ist

zylinder und gleichzeitiger hoher tibialen Osteotomie bei Varusfehlstellung. In arthroskopischer Technik wählen wir den Arbeitszugang und/oder die Flexion des Kniegelenkes abhängig von der Lokalisation des Defektes so, daß ein orthogrades Aufsetzen der Rundmeißel auf die Gelenkknorpeloberfläche möglich ist. Der Durchmesser des Empfängermeißels ist 1 mm weniger als der des Spendermeißels, so daß der Spenderzylinder in Press-fit-Technik mit festem Halt in den Empfängertunnel implantiert wird. Normalerweise ist der Empfängertunnel an der Defektzone 15–20 mm tief. Nach Feinanpassung des

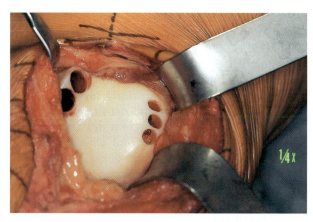

Abb. 3. Die bevorzugte Spenderregion mit gering belasteten Knorpelzonen des Kniegelenkes sind der prox. anterolaterale oder -mediale Femurkondylus, weniger die Interkondyläre Notch. Dafür eignet sich ein standardisierter lateraler Zugang in ca. 30° Flexion des Kniegelenkes. Gelegentlich kann die Spender- und die Empfängerzone über den gleichen Zugang erreicht werden. Nach der orthograden Entnahme des Spender-Knochenzylinders wird die Länge des Spenderzylinders exakt bestimmt und auf die Empfängertunnellänge zugerichtet. Grundsätzlich ist es auch möglich primär mit der Entnahme des Spenderzylinders zu beginnen und dann erst mit der Präparation des Empfängertunnels

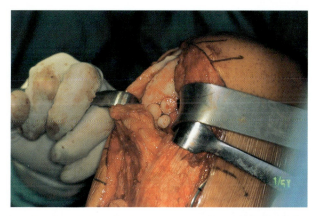

Abb. 4. Die Transplantation von Knorpelknochenzylindern erfordert ein präzises und umsichtiges operatives Vorgehen. Jeder transplantierte Zylinder sollte in korrekter Höhe und Inklination zur umgebenden Gelenkknorpeloberfläche placiert werden. Sitzt er zu tief, so erfährt der Zylinder keinen normalen articulären Druck und übernimmt damit auch keine Druckverteilung im Gelenk, so daß dies zu einer weiteren Degradation des Gelenkknorpels führen kann. Sitzt er zu hoch, dann übernimmt der einzelne Zylinder eine zu hohen Anteil des Gelenkdruckes, was wiederum zu einem Aufbrauch der Zylinderknorpeloberfläche und eventuell zu einer Schädigung der oppositionellen Knorpelschicht führt

Empfängerloches mittels leichter Impaktion der Spongiosa mittels eines Impaktors wird die nochmalige Implantationstiefe gemessen. Die bevorzugte Spenderregion mit gering belasteten Knorpelzonen des Kniegelenkes sind der prox. anterolaterale oder -mediale Femurkondylus, weniger die Interkondyläre Notch. Dafür eignet sich ein standardisierter lateraler Zugang im ca. 30° Flexion des Kniegelenkes. Gelegentlich kann die Spender- und die Empfängerzone über den gleichen Zugang ereicht werden. Nach der orthograden Entnahme des Spender-Knochenzylinders wird die Länge des Spenderzylinders exakt bestimmt und auf die Empfängertunnellänge zugerichtet. Grundsätzlich ist es auch möglich primär mit der Entnahme des Spenderzylinders zu beginnen und dann erst mit der Präparation des Empfängertunnels.

Anschließend exaktes Einpassen des Spenderzylinders in „Press-fit"-Technik in den Empfängertunnel und Oberflächen mit Stößeln. Das Autograft sollte orthotop fest placiert sein bezüglich Oberflächenkontur und Höhe. Im Fall multipler osteochondraler Transfers sollte jeder Transfer einzeln beendet sein damit die weiteren Spenderzylinder direkt angrenzend an die vorhergehenden implantiert werden können und damit eine möglichst vollständige Ausfüllung des Defektes erreicht wird. Die Entnahmestellen werden normalerweise mit der Spongiosa der Defekt-Zylinder aufgefüllt. Das post-operative Management beinhaltet sofortige Schmerzkontrolle, Antibiotikaprophylaxe und Thromboembolieprophylaxe sowie sofortige Mobilisation auf der CPM-Maschine (CPM=continous passive motion) zur Verbesserung der Knorpelernährung. Wir empfehlen Entlastung für 6–8 Wochen und Teilbelastung für 12 Wochen bei freier Beweglichkeit (ROM) und erlauben isometrische Übungen.

Zusatzeingriffe

Grundsätzlich sollte keine autologe Transplantation in einem Kompartment erfolgen, das mehr als physiologischem Druck ausgesetzt ist. Bei bestehender größerer Varus- oder Valgusfehlstellung wird zur Vermeidung der Überbelastung des zuvor implantierten Knochen-Knorpel-Transplantats gleichzeitig eine Umstellungsosteotomie bevorzugt. Im Fall einer bestehenden funktionellen Instabilität sollte ebenfalls zur Vermeidung einer Schädigung des Transplantates ein gleichzeitiger vorderer Kreuzbandersatz erfolgen.

Zwei-Gelenk-Technik

Unter Zwei-Gelenk-Technik versteht man die Entnahme des Spenderzylinders aus dem Knie und Implantation im Sprunggelenk oder in andere Gelenke. Bei der Behandlung der Osteochondrosis dissecans an der Talusschulter mittels Arthrotomie und OATS sollte der fokale Defekt größer 10 mm im Durchmesser betragen. Die Spenderknorpelknochenzylinder werden entweder arthroskopisch oder mittels kleiner Arthrotomie vom medialen oder anterolateralen proximalen Femurkondylus entnommen. Für die Therapie osteochondraler Defekte an der medialen Talusschulter ist meist eine Innenknöchelosteotomie mit anschließender Osteosynthese notwendig. Manchmal ist bei max. Plantarflexion auch ein sog. anterior grooving des Innenknöchels ausreichend. Für den Zugang zur lateralen Talusschulter ist die Sektion des Lig. talofibulare anterior erforderlich. Bei osteochondralen Transfers an der Patella, an der Hüfte, an der Schulter sowie am Ellbogen ist eine Arthrotomie derzeit noch notwendig. Mögliche Komplikationen sind keine orthograde Lage des Zylinders, defekter Knorpel des Spenderzylinders, abgebrochener Spenderzylinder, geringer Halt unter den Zylindern bei großem Defekt, sekundäre Sinterung oder Lockerung, retropatellare Beschwerden.

Eigene Ergebnisse

Seit 1996 wurden 32 Patienten (17 Frauen, 15 Männer), Durchschnittsalter 31 Jahre (range, 17–59 J) mit einem chondralen/osteochondralen Defekt von 1,5 bis 7 cm^2 Durchmesser im Femurkondylus (15mal), 1 bis 3 cm^2 an der Patella (5mal), 1 bis 3 cm^2 am Talus (10mal), 2 cm^2 an der Schulter (1mal) sowie 2 cm^2 am Ellbogen (1mal) mittels einer Transplantation von Knorpelknochenzylindern in OATS-Technik behandelt. Bei 6 Patienten wurde gleichzeitig eine HTO (hohe tibiale Osteotomie) bzw. eine VKB-Plastik (4mal) durchgeführt. In der Verlaufskontrolle erfolgte eine klinische Beurteilung (OCD Score Bruns, ein modifizierter Lysholm Score), Röntgenkontrolle und eine MRT-Untersuchung in allen Fällen, zugleich erfolgte in einigen Fällen eine Kontrollarthroskopie. Das Follow-up beträgt 3–20 Monate (durchschnittlich 9 Monate) bei 27 Patienten. Die Beurteilung nach der Visual Analog Scala war 10mal sehr gut, 14mal gut und 3mal befriedigend. Alle Patienten hatten im modifizierten Lysholm-score eine Verbesserung, durchschnittlich von 35 (10–40) Punkten. Bei der subjektiven Beurteilung waren 95% der Patienten gebessert. Röntgen und Kontrast-MRT-Kontrollen (mit iv.-Gadolinium) bestätigten eine vollständige Inkorporation und gute Vitalität des Transplantates sowie gute Oberflächenkongruenz des Knorpels. Sowohl im Röntgen als auch im MRT kann man die unterschiedlichen „tide mark levels" der Zylinder erkennen. Die Kontrollarthroskopie bestätigte die Intaktheit des transplantierten Knorpels, wobei die Knorpelränder weiter erkennbar waren. Als Komplikation sind eine nicht orthograde Lage eines Zylinders, ein abgebrochener Spenderzylinder sowie eine sekundäre Sinterung zu nennen, zudem ein postoperatives Hämatom. Bei 4 Patienten traten passagere femoropatellare Beschwerden im Bereich der Entnahmestellen auf.

Diskussion

Die arthroskopische/offene Transplantation von autologen Knorpelknochenzylindern aus dem Knie eignet sich für chondrale/osteochondrale Läsionen und Osteonekrosen an Femur, Patella, Talus, Ellbogen sowie Schulter und Hüfte. Bei den Techniken der Markraumeröffnung wie Pridie-Bohrung, Mikrofrakturierung oder Abrasiosarthroplastik bildet sich biomechanisch minderwertiger Regeneratknorpel. Auch bei kurzfristig guten Resultaten, kommt es typischer Weise zu einer Verschlechterung mit der Zeit, die Angaben schwanken zwischen 2 und 9 Jahren [4, 10, 11, 14, 17, 19, 20]. Methoden wie Perichondrium oder Periosttransplantation werden beschrieben. Eine neue Alternative ist die autologe Chondrocytenimplantation (ACI) [5, 8, 12]. Die Risiken bei osteochondralen Allografts sind vor allem die Übertragung von viralen Erkrankungen und die geringe Überlebensrate der Chondrocyten. Gross [6] untersuchte 123 Patienten (1972–1992) mit frischen osteochondralen Allografts für osteochondrale Defekte im Kniegelenk nach und fand eine Erfolgsrate von 95% nach 5 Jahren, von 71% nach 10 Jahren und von 60% nach 20 Jahren. Die Verwendung von Autografts aus der lateralen Patellafacette wird von Outerbridge et al. beschrieben [18]. Sie berichten über 10 Patienten (Nachuntersuchung 6,5 Jahre) mit subjektiver Zufriedenheit bei allen Patienten. Bei Yamashita et al. [22] sind 2 Patienten – Nachuntersuchung 2 Jahre – asymptomatisch nach Transplantation osteochondraler Autografts bei Osteochondrosis dissecans. Die Therapie von chondralen bzw. osteochondralen Defekten durch osteochondrale Transplantation wurde erstmals von Wagner (1964) beschrieben und bereits Instrumente für die offene osteochondrale Transplantation entwickelt. Erneut wurde sie 1993 von Matsusue et al. erwähnt. Bobic publizierte 1996 die Ergebnisse von 12 Patienten mit einem Follow-up von 2 Jahren nach „Arthroscopic osteochondral autograft transplantation" (OATS) bei Läsionen zwischen 10–22 mm Durchmesser mit guten bis excellenten Ergebnissen in 10 Fällen. Hangody et al. berichtete 1996 über 107 Patienten nach „Mosaic Plasty for the Treatment of articular cartilage Defects" (MosaicPlasty) mit einer follow-up Zeit bis zu 5 Jahren. Sein durchschnittlicher Score war 82.5 (65–100) post-operativ [2, 7, 13]. Während Hangody (1996) von keinerlei Morbidität an den Entnahmestellen berichtet, weisen Imhoff und Öttl (1998) auf passagere retropatellare Schmerzen in 1/4 der Fälle hin. Bei großen symptomatischen osteochondralen Defekten (>3cm) in der Belastungszone des Kniegelenkes ist der PCT (posteriore Kondylentransfer) eine Alternative zu Allografts [9]. Mit der Kontrast-MRT kann die Einheilung kontrolliert und eine mögliche Komplikation frühzeitig erkannt werden. Die Transplantation von Knorpelknochenzylindern erfordert ein präzises und umsichtiges operatives Vorgehen. Jeder transplantierte Zylinder sollte in korrekter Höhe und Inklination zur umgebenden Gelenkknorpeloberfläche placiert werden. Sitzt er zu tief, so erfährt der Zylinder keinen normalen articulären Druck und übernimmt damit auch keine Druckverteilung im Gelenk, so daß dies zu einer weiteren Degradation des Gelenkknorpels führen kann. Sitzt er zu hoch, dann übernimmt der einzelne Zylinder einen zu hohen Anteil des Gelenkdruckes, das wiederum zu einem Aufbrauch der Zylinderknorpeloberfläche und eventuell zu einer Schädigung der oppositionellen Knorpelschicht führt [1]. Nachteilig bei der Transplantation von autologen Knorpelknochenzylindern sind die begrenzte Verfügbarkeit von autologem Knorpelknochenmaterial und die Defektbildung an den Entnahmestellen mit teilweise anterior knee pain sowie die lange Rehabilitationszeit. Vorteile sind die einzeitige Durchführbarkeit in arthroskopischer Technik, die technisch einfache Handhabung und die Möglichkeit eine mechanisch stabile und kongruente Knorpeloberfläche zu erhalten. Die kurz- bis mittelfristigen Ergebnisse zeigen klinische gute und sehr gute Ergebnisse in über 80% der Fälle [5, 13, 15].

Literatur

1. Amis A (1998) Cartilage Repair – a Bioengineer's Viewpoint. Newsletter International Cartilage Repair Society Issue Spring 98:3
2. Bobic V (1996) Arthroscopic ostechondral autograft transplantion in anterior cruciate ligament reconstruction: a preliminary clinical study. Knee surgery, sports traumatolog. Arthroscopy 3:262–264.
3. Brittberg M, Lindahl A, Nilsson A, et al (1994) Treatment of deep cartilage defects in the knee with autologous chondrocyte implantation. N Engl J Med 331(14):889–895
4. Buckwalter JA, Rosenberg LC, Hunziker EB (1990) Articular cartilage: composition, structure, response to injury, and methods of facilitating repair. In: Ewing JW, ed. Articular Cartilage and Knee Joint Function: Basic Science and Arthroscopy. New York NY: Raven Press 19–56
5. Garret J (1997) Osteochondral Allografts. AAOS Instructional Course Lecture, Annual AAOS Meeting 355–358
6. Gross AE (1997) Long term results of the fresh osteochondral allograft for osteochondral defects of the knee secondary to trauma or osteochondritis dissecans. AAOS Instructional Course Lecture, Course No.: 329, Annual AAOS Meeting San Francisco
7. Hangody L, Karpati Z, Szerb I, Eberhart R (1996) Autologous osteochondral mosaic-like graft technique for replacing weight bearing cartilage defects. 7th Congress of the ESSKA, Budapest, Hungary, Abstract
8. Homminga GN, Bulstra SK, Bouwmeester PSM, Van der Linden AJ (1990) Perichondrial grafting for cartilage lesions of the knee. J Bone Joint surg Br 72:1003–1007
9. Imhoff AB, Öttl G (1997) Autologer Kondylentransfer als Therapiemöglichkeit bei großen osteochondralen Defekten am Femurkondylus. Deutsch-Österreichischer Orthopädenkongress (DGOT) 17.–21. September 1997, Wien. Abstract. Z Orthop 135:A 92
10. Imhoff AB, Öttl GM (1998) Die arthroskopische/offene Transplantation von autologen Knorpel-Knochen-Zylinder Femur, Patella, Talus und Ellbogen. Abstract DGOT. Z Orthop u. Grenzgebiete (in Druck)
11. Kim HK, Moran ME, Salter RB (1991) The potential for regeneration of articular cartilage in defects created by condroal shaving and subchondral abrasion. An experimental investigation in rabbits. J Bone Joint Surg 73-A(2):1301–1315
12. Lorentzon R (1996) Treatment of Deep cartilage Defects in the Knee with Periosteum Transplantation. Presented at the Second World Congress on Sports Trauma, 22nd Annual Meeting of the American Orthopedic Society for Sports Medicine, June 1996, Lake Buenta Vista, Florida
13. Matsusue Y, Yamamuro T, Hma H (1993) Case report: Arthroscopic multiple osteochondral transplantation to the chondral defect in the knee associated with cruciate ligament disruption. Arthroscopy 9:318–321
14. Mitchell N, Shepard N (1987) Effect of patellar shavinf in the rabbit. Orthop Res 5:388–392
15. Öttl GM, Imhoff AB, Burkart A, Merl T (1998) Frühergebnisse nach autologer Chondrozytenimplantation am Kniegelenk. Abstract DGOT. Z. Orthop. u. Grenzgebiete (in Druck)
16. Öttl G, Sigel A, Hof N, Schittich I, Imhoff AB, Hipp E (1997) Osteochondrosis dissecans – stadienabhängige Therapie und Verlaufskontrolle mittels MRT – eine prospektive Studie. Deutsch-Österreichischer Orthopädenkongress (DGOT) 17.–21. September 1997, Wien. Abstract. Z Orthop 135:A 46

17. Peterson, L (1997) Chondrocyte Transplantation. Abstract. 64th Annual Meeting of the American Academy of Orthopeadic Surgeons, February 1997, San Francisco/c U.S.A.
18. Outerbridge HK, Outerbridge AR, Outerbridge RE (1995) The use of lateral patellar autologous graft for the repair of a large osteochondral defect in the knee. J Bone Joint Surg Am 77:65-72
19. Rodrigo JJ, Steadman RJ, Siliman JF, Fulstone HA (1994) Improvement of full-thickness chondral defect healing in the human knee after debridement and microfracture using continuous passive motion. Am J Knee Surg 7:109-116.
20. Tippet JW (1996) Articular cartilage drilling and osteotomy in osteoarthritis of the knee. In: McGinty JB, RB Caspari, RW Jackson, GG Poehling ed. Operative Arthroscopy. Second Edition. Philadelphia, NY: Raven Press 411-426
21. Wagner H (1964) Operative Behandlung der Osteochondrosis dissecans des Kniegelenkes. Z Orthopädie 62-64
22. Yamashita F, Sakakida K, Suzu F, Takai S (1985) The transplantation of an autogenic osteochondral fragment for osteochondritis dissecans of the knee. Clin Orthop 201:43-50

13 Autogenous Osteochondral Mosaicplasty for the Treatment of Focal Chondral and Osteochondral Defects of the Femoral Condyles

L. Hangody

Abstract

A new method of treating articular chondral defects and osteochondritis dissecans with autogenous osteochondral plugs is described. Following animal trials in 1991, the technique has been used in 413 patients by the author with good to excellent results based on clinical examinations, follow up arthroscopies, MRI and CT scans. The procedure can be done open or in the case of smaller lesions arthroscopically with newly designed and commercially available instruments. The patients have been followed at set intervals and evaluated by use of modified HSS, Cincinnati and Lysholm (condylar and patella), Bandi (donor) and Hannover (talus) scoring systems. These studies show that patients improve during the first year and then retain their good to excellent scores. 23 biopsies from the treated femoral condyles and 3 biopsies from the transplanted talar surfaces at various intervals up to 6 years show progressive and consistent evidence of deep matrix integration at the recipient donor interface.

Introduction

Over the past 90 years there have been many reports on the use of allograft and later autogenous osteochondral material for the treatment of osteochondritis dissecans (OCD) and for replacement of bone defects after tumor resection. Recently, there have been a number of reports on the use of fresh autogenous small cylindrical osteochondral plugs for the treatment of focal chondral and osteochondral defects of the femoral condyles in the knee. These preliminary reports give encouraging results and document successful treatment of lesions of the femoral condyles. The mosaicplasty as a special form of such autologous osteochondral plug transfer – has been successful in treating full thickness cartilage lesions of the femoral condyles as well as those of the patella and OCD of the knee and the talus.

The autologous osteochondral mosaicplasty was conceived in 1991 and submitted to vigorous animal trials before clinical application started on February 6, 1992. Since that time 282 open cases and 131 arthroscopic cases have been performed. The early results show excellent clinical outcome. Patients tend to improve over the first year and maintain their good to excellent results over time.

Preclinical Animal Trials

To create the best animal model, a working breed of dogs was selected. These dogs had been shown to generate high forces in their hind quarters, and have large enough knee joints to utilize the full range of graft sizes (2.7mm–4.5mm). The periphery of the supracondylar ridge of the distal femoral articular surface was selected as the donor site because it is relatively not weight bearing in quadruped (less so in bipeds) yet has thick hyaline cartilage.

A number of interesting observations were made during the course of this animal study.

At 4 weeks, the cancellous bone between donor plugs and recipient site had united.

At 8 weeks, the fibrocartilage at the cartilage bone interface had grown to the surface and created a seal between the recipient and donor cartilage. Areas of matrix integration were seen even on the early biopsies.

No subsidence was seen in the non weight bearing areas, but was seen in 1/3 of the weight bearing grafts. These findings suggested that in clinical practice the joint should be kept non weight bearing for 4–6 weeks.

The donor sites filled in with cancellous bone and covered by fibrocartilage which was firmly adherent to the surrounding cartilage.

Methods and Materials

With these encouraging observations and the finding that the grafts retained their hyaline morphology and physical characteristics, clinical application of the mosaicplasty technique began in February of 1992. During further animal trials on dogs and horses and by cadaver studies special instrumentation was developed to assist in obtaining and inserting the grafts. Later, the set has been expanded to include arthroscopic instruments. As the clinical experience has grown both in the number of patients and the length of follow up, a few tenets appear important to ensuring a satisfactory outcome:

Proper patient selection. The procedure is designed for the treatment of focal chondral and osteochondral defects of traumatic and vascular origin in the knee and talus in patients under the age of 45. This arbitrary upper age limit represents the general observation that the quality of the articular cartilage begins to decrease in the fifth decade.

Patient cognitive and general physical condition need to be considered. The patient must be willing and able to remain non weight bearing – and later partial loading – on the affected extremity, and actively participate in the rehabilitation program.

Patient education. Often the focal defect is discovered at arthroscopy. When the preoperative index of suspicion is high (concomitant ACL or meniscal tear, joint line tenderness in a 30+ year patient, etc.), both surgeon and patient should be prepared for possible mosaicplasty. As MRI technology continues to improve, more cartilage defects maybe discovered preoperatively. The patient needs to be appraised of the potential of an open procedure if the lesion is over 2.0 cm in diameter and the need for post operative weight bearing and rehabilitation.

Operative Technique for Femoral Condylar Defects

Patients receive preoperative IV antibiotics and the procedure is done under general or regional anesthesia and tourniquet control. The table set up should allow for knee flexion to 120 degrees. Once the lesion has been identified by arthroscopy, it is measued for size. The decision is then made to proceed arthroscopically or by open technique. This decision is as much based on the size and location of the lesion and the experience of the surgeon. Any lesion that is over 2.0 cm in diameter or more than half is posterior to the center of the weight bearing surface "the T point" should be treated by then open technique. Smaller lesions can be treated by the arthroscopic technique. Due to it being technically demanding, the latter method should be reserved for later cases in the surgeon's experience or after extensive laboratory training.

In the open technique, surrounding cartilage is carefully inspected and any poor quality cartilage is debrided to a sharp stable margin. To promote fibrocartilage ingrowth, an subchondral abrasion is performed. The next step is to determine the number and size of grafts needed, and then expose the donor site. The grafts are taken with specially designed tubular cutting chisels. When the proper depth is achieved, the chisel is toggled and rotated, effectively breaking the graft off at the tip. The chisel containing the osteochondral plug is pulled out. The grafts are then removed from the chisel by tamping their distal (bony) end. At this point the grafts are inspected for length, the slope of the cartilage surface, and then stored in saline.

Traditional or newly designed minimal invasive retractors are useful in exposing the chondral defect, as well as keeping the length of the incision to a minimum. The recipient site preparation now involves drilling and dilating of evenly spaced and properly sized holes. The circular and tube guides are designed to keep the holes divided by 0.3–0.5 mm. Usually the recipient tunnels are begun on the periphery of the defect and worked inward keeping the drill bit perpendicular to the recipient surface. The grafts need to be inserted perpendicular to the surface to maximize congruency. Occasionally, because of the rapidly changing radii of the condyles, the holes will become confluent at depth. This usually will not present a problem. These drill holes are made 2–5 mm longer than the grafts to insure that the grafts are put in as the holes are drilled and then dilated. This sequence is important as each new grafts will

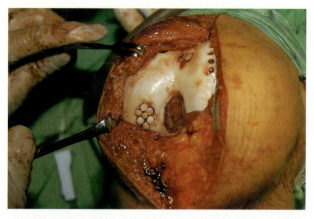

Fig. 1. Open mosaicplasty for the treatment of the defects of the medial femoral condyle and the trochlea

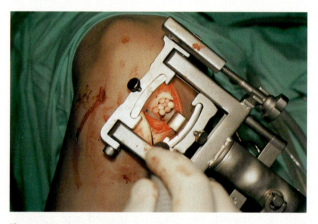

Fig. 2. Miniarthrotomy mosaicplasty for the treatment of a cartilage defect on the medial femoral condyle by the use of the newly designed MiniJakoscope

influence the contour of its neighbouring holes. The dilator enlargens the entrance and contours the side walls making graft insertion smooth. The 4.5 mm grafts may leave large enough space at the surface for the insertion of smaller grafts. 2.7 and 3.5 mm grafts can be used to fill gaps to increase the filling rate. Finger pressure or a plastic tamp can be used to seat the grafts flush to the surrounding surface. Finally, the knee is placed through a range of motion with varus or valgus. Up to 15–18 grafts have been inserted in this fashion. The wound is closed over a drain, the patient kept overnight, instructed in the proper non weight bearing time (2–4–6 weeks depending on the size and location of the lesion) and followed at regular intervals. This open technique is appropriate for patellar and talar defects as well.

The arthroscopic technique doesn't differ from the open technique in the instrumentation. Lesions of the femoral condyles less than 2.0 cm in diameter can be treated arthroscopically as long as they are accessible. The operating room set up is similar to that for the open technique most allow for knee flexion of 120 degrees. Perpendicular access to the lesion is critical to the proper placement of the grafts. Care must be exercised in making the viewing and working portals. In most femoral condylar lesions, central anterior medial and central anterior lateral portals will allow adequate access. It should be noted that these portals are more central than the standard portals.

The lesion is prepared arthroscopically, be debridement of loose cartilage and subchondral abrasion. The lesion is measured with the guide chisel to determine the number of grafts required. As in the open technique, the supracondylar ridge of the distal femoral articular surface is used as a donor site. The grafts can be obtained arthroscopically and the following steps are recommended. The grafts are taken from either medial or lateral periphery of the patellofemoral joint, but the medial harvest is easier. The scope is introduced into the inferior ipsilateral portal and the lens angled as needed. A spinal needle or K wire is used to locate the donor site and the portal made. The proper sized tube chisel is introduced filled by its own tamp. The condylar slope can be used as a guide to keep the chisel flat on the surface. It is important to hold the chisel firmly to avoid skiving the articular surface and producing a crooked graft. Once the site has been clearly defined, the chisel is seated perpendicular to the articular surface and driven by hammer to a depth of 15–20 mm. Further steps of the graftharvesting are similar to the open technique. Finally the donor portal is closed water tight.

With the knee flexed and good distention established, the windowed guide chisel is reintroduced. It is placed in the defect perpendicular to the surface. By rotating the scope, the chisel can be seen from different angles, ensuring proper position. It is tapped into place. The appropriately sized pointed drill is inserted and drilled to the desired depth of 15–20 mm. The drill bit is removed. The dilator is then inserted through the guide chisel into the newly created hole. The dilator is particularly valuable because the dilation of the recipient tunnel provides the appropriate conditions for hyaline cartilage protection at the insertion of the grafts and on the other hand the impaction of the surrounding bone results excellent press fit fixation. With the guide chisel firmly held, the dilator is removed. The graft is then delivered into the hole through the windowed guide chisel with the use of the adjustable plunger. The windows at the end of the chisel allow for direct visualization of the graft as it is being seated. By spinning the handle in a counterclockwise direction, the plug can be seated deeper. The inferior edge of the window is usually at the level of the articular surface and can be used as guide.

The subsequent plugs are inserted in a similar fashion. Once all the holes are filled and the plugs seated, the knee is put through a range of motion. The post op management is similar to the open procedure.

If the mosaicplasty is done in conjunction with ligament reconstruction or meniscal repair, it is recommended that osteochondral grafting be done first. If done in the reverse order, flexion of the knee may be compromised, making a posterior defect inaccessible.

Methods and Material

Since 6th February 1992 413 mosaicplasties have been performed. 131 arthroscopic procedures (128 femoral condylar and 3 tibial condylar) were performed. A preliminary study has evaluated the results of this group. The evaluation of the 27 talar cases also represents a different study. A preliminary report of these cases has been published as well. Among the 282 open cases 229 implantations were performed because of a femoral condylar defect, 51 mosaicplasties on the patella and 2 transplantations on the lateral tibial condyles.

This study has evaluated 176 cases from 181 open femoral implantations older than one year. The longest follow up in this group has been 6 years. The mean age was 33.7 (range 14-48), an average of 8 grafts (1-18). 118 mosaicplasties have been performed for grade III-IV. chondral defects, 53 for OCD and only 5 for traumatic osteochondral defects.

138 concomitant procedures (ACL reconstruction, realignment osteotomy, meniscus reinsertion or resection, debridement, etc. have been used for the treatment of the underlying biomechanical causes.

The average follow up time was 2.8 years (1-6). The patients have been evaluated by set interval clinical examinations (2 wks, 4 wks, 6 wks, 8 wks, 3 months, 6 months, 1 year, 1.5 years, 2 years and than yearly).

X-rays have been done on all, CT arthrograms on 36, MRI on 85 cases. Control arthroscopies were performed in 43 patients, and biopsies obtained in 23 of those cases.

Results

There have been no infections or thrombophlebitis. There is no evidence of graft loosening, protuberance or subsidence. There have been 8 painful postoperative hematomas. Five of them were relieved by aspiration, three cases needed an operative evacuation and the subsequent postoperative courses were uneventful.

By 3 months, 96% of the patients were full weight bearing without complaints or loss of knee motion or function. Due to nature of the lesions the femoral condylar lesions requiring more than 6 plugs have taken longer to make a full clinical recovery.

The average modified HSS score value of the patients was 92 (58-100), the modified Cinncinati Score comparing to the maximum resulted an average of 89% (43-100%). The Bandi score demonstrated mild patellar complaints in 13 cases.

The patients who have been followed for 2 years and longer continue to do well and maintain their one year scores.

X-rays were performed on all patients. No loss of joint space or degenerative changes have been noted to date except 4 cases. The CT arthrograms

showed congruent surfaces and no dye leakage into the grafts. Control arthroscopies were indicated when:
- a second injury occurred (9 cases),
- a second surgery was necessary to treat an underlying cause (7 ACL, 8 HTO), the earliest time of safe return to professional sports (11 cases) needed to be determined, at non sufficient clinical outcome (8 cases).

These arthroscopies demonstrated fibrocartilage like tissue filling the donor sites and between the transplanted grafts. They appeared hyaline like in color and consistency, and the surfaces remained congruent (Fig. 3). No loss of grafted cartilage was observed in any of the control arthroscopies.

Histological evaluation of the biopsies revealed fibrocartilage tissue at the donor sites and survival of the transplanted cartilage. The recipient site biopsies were examined with standard stains, and by light and polarized microscopy (Fig. 4) and enzymal chemical techniques. Histologically, the transplanted cartilage retained its hyaline characteristics (type II collagen, GAG, etc.) and showed deep matrix integration as the grafts matured.

Discussion

Autogenous small cylindrical osteochondral grafts have been used to treat severe localized articular cartilage defects on the weight bearing areas of the knee and ankle since 1992. The open procedure uses techniques familiar to the orthopaedic surgeon, is independent of laboratory or tissue bank support and is cost effective, being a one stage procedure performed with reusable equipment. Newly designed commercially available arthroscopic instruments make the technically demanding arthroscopic procedure more predictable. Perpendicular insertion of small grafts remains the most important aspect of good recipient site congruity. Although the arthroscopic method potentially can reduce short term morbidity, and shorten the rehabilitation, if perpendicular graft placement can not be easily achieved, the surgeon and patient should be prepared for an open procedure.

In the study group of patients, the articular surface of the supracondylar ridge of the distal femur has proven to be a safe area from which small cylindrical osteochondral grafts can be taken.

A major concern at this stage in the study is whether the procedure will prevent or delay the development of arthritis in the years to come. Shapiro et al. postulated that the deep matrix integration of the repair cartilage and the recipient cartilage is needed to resist vertical shear stresses and prevent micromotion that leads to degenerative changes. Brittberg et al. and others have also made this point and consider the sealing of the cartilage to be a key element for symptom relief.

To date, our clinical histological evaluations have been limited to 23 specimens (from 12 wks up to 6 years) and animal specimens up to one year. These specimens were taken at the junction of the recipient, donor plug and fibrocartilage grouting and subjected to light, polar and electron microscopic

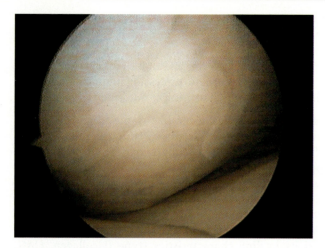

Fig. 3. 5 years old controlarthroscopy of a mosaicplasty performed on the medial

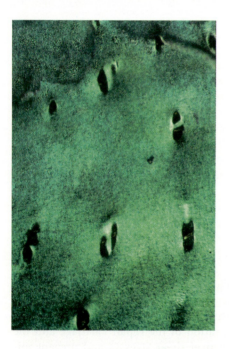

Fig. 4. Biopsy of the transplanted hyaline cartilage in a 2.5 years old mosaicplasty (toluidin blue at polarised light, 120x)

evaluation as well as image analyzer. On all sections, the specimens showed evidence of bonding of the three cartilage matrices at the interfaces. Though convincing, these are limited studies.

Animal studies continue to be conducted to add more evidence of the matrix integration in the mosaicplasty procedure. These observations and the continued relief of symptoms in the patients followed for six years have been encouraging.

The mosaicplasty is offered as a safe, effective and reproducible alternative for the treatment of focal chondral defects and OCD of the femoral condyles.

References

1. Abernethy PJ, Townsend PR, Rose RM, Radin EL (1978) Is chondro-malacia patellae a separate clinical entity? J Bone Joint Surg 60-B:205
2. Aichroth P, Burwell RG, Laurence M (1971) An experimental study of osteoarticular grafts to replace articular surfaces. J Bone Joint Surg 53-B:554
3. Bobic V (1996) Arthroscopic osteochondral autograft transplantation in anterior cruciate ligament reconstruction: a preliminary clinical study. Knee Surg Sports Traumatol Arthroscopy 3:262
4. Brittberg M, Lindahl A, Nilsson A et al (1994) Treatment of deep cartilage defects in the knee with autologous chondrocyte transplantation. New England Journal of Medicine 331:889
5. Campbell CJ (1969) The healing of cartilage defects. Clin Orthop 64:65
6. Coutts RD, Woo SL, Amiel D et al (1992) Rib perichondrial autografts in full-thickness articular cartilage defects in rabbits. Clin Orthop 275:263
7. Friedlaender GE, Horowitz MC (1992) Immune responses to osteochondral allografts: nature and significance. Orthopedics 15.1171
8. Garrett JC (1986) Treatment of osteochondritis dissecans of the distal femur with fresh osteochondral allografts. Arthroscopy 2:222
9. Hangody L, Kárpáti Z (1994) A new surgical treatment of localised cartilaginous defects of the knee. Hung J of Orthop Trauma 37:237
10. Hangody L et al (1997) Autogenous osteochondral graft technique for replacing knee cartialge defects in dogs. Orthopaedics International Edition 5:3:1
11. Hangody L et al (1997) Treatment of osteochondritis dissecans of the talus: The use of the mosaicplasty technique. Foot and Ankle International, Vol. 18: No. 10 (October):628
12. Hangody L et al (1997) Arthroscopic autogenous osteochondral mosaicplasty. Knee Surgery Sports Traumatology Arthroscopy 5:262
13. Hangody et al (1997) Neue Methode in der Behandlung der schweren, lokalen Knorpelschäden im Kniegelenk. Osteosynthese International 5:316
14. Hungerford DS, Barry M (1979) Biomechanics of the patellofemoral joint. Clin Orthop 144:9
15. Insall J (1974) The Pridie debridement operation for osteoarthritis of the knee. Clin Orthop 101:61
16. Johnson LL (1986) Surgical arthroscopy: principles and practice. St. Louis The CV Mosby Co
17. Lexer E (1908) Substitution of whole or half joints from freshly amputated extremities by freeplastic operation. Surg Gynecol Obstet 6:601
18. Mankin HJ, Doppelt SH, Tomford WW (1983) Clinical experience with allograft implantation: the first 10 years. Clin Orthop 174:69
19. Matsusue Y, Yamamuro T, Hama M (1993) Arthroscopic multiple osteochondral transplantation to the chondral defect in the knee associated with anterior cruciate ligament disruption: case report. Arthroscopy 9:318
20. O'Driscoll SW, Salter RB (1986) The repair of major osteochondral defects in joint surfaces by neochondrogenesis with autogenous osteoperiosteal grafts stimulated by continous passive motion: an experimental investigation in the rabbit. Clin Orthop 208:131
21. O'Driscoll SW (1997) Cartilage regeneration through periosteal transplantation: basic scientific and clinic studies 64th Annual Meeting of the AAOS San Francisco February 13-17.1997
22. Oateshott RD, Farine J, Pritzker KPH et al (1988) A clinical and histological analysis of failed fresh osteochondral allografts. Clin Orthop 233:283

23. Minas T (1997) Basic scientific studies of chondrocyte transplantation 64th Annual Meeting of the AAOS San Francisco February 13–17.1997
24. Pridie KH (1959) A method of resurfacing osteoarthritic knee joint. J Bone Joint Surg 41-B:618
25. Steadman JR, Stereet WI (1995) The surgical treatment of knee injuries in skiers. Med Sci Sports Exerc 27(3) 328
26. Tomford WW, Springfield DS, Mankin HJ (1992) Fresh and frozen articular cartilage allografts. Orthopedics 15:1183
27. Yamashita F, Sakakida K, Suzu F, Takai S (1985) The transplantation of an autogenic osteochondral fragment for osteochondritis dissecans of the knee Clin Orthop 210:43

Vorderes/hinteres Kreuzband

14 Arthroskopische vordere Kreuzbandplastik mit dem Lig. patellae

G. Öttl und A. B. Imhoff

Zusammenfassung

Die Entwicklung in den letzten Jahren führte bei der vorderen Kreuzbandrekonstruktion zu einer verbesserten isometrischen Plazierung des Transplantats mit stabiler Primärfixation sowie frühfunktioneller Rehabilitation. Dies ist insbesondere mit einer standardisierten, minimal invasiven arthroskopischen vorderen Kreuzbandplastik mit dem freien autologen Patellarsehnentransplantat möglich. Bevorzugt wird eine postprimäre Versorgung bei voller Beweglichkeit, reizfreiem Knie und bereits erfolgtem präoperativem Muskelaufbau. Technische Überlegungen zur arthroskopischen Therapie, wie Transplantatwahl, Plazierung der Bohrkanäle und Fixierung der Knochenblöcke mittels Metallinterferenz- oder bioresorbierbare Schrauben werden im Detail präsentiert. Die Rehabilitation ist frühfunktionell mit voller Streckung postoperativ und Teilbelastung. Vollbelastung ist erlaubt bei reizfreiem Knie, guter muskulärer Koordination und Schmerzfreiheit.

Einleitung

Die Entwicklung in den letzten Jahren führte bei der vorderen Kreuzbandrekonstruktion zu einer verbesserten isometrischen Plazierung des Transplantats mit stabiler Primärfixation sowie frühfunktioneller Rehabilitation und führte zu einer geringeren Morbidität und weniger Komplikationen. Als Standard bei der Rekonstruktion des vorderen Kreuzbandes gilt heute der minimalinvasive postprimäre arthroskopische Ersatz durch das freie autologe Patellarsehnentransplantat. Eine gute Indikation für die operative Behandlung von frischen und veralteten Kreuzbandläsionen ist gegeben, wenn der Patient über eine funktionelle Instabilität bei alltäglichen Aktivitäten und beim Sport berichtet sowie klinisch (Pivot-shift positiv) und bei instrumenteller Messung (z. B. KT 1000) eine vermehrte Laxität zeigt. Ebenso ist das hohe Risiko von Folgeschäden an Menisken und Gelenkknorpel zu bedenken. Die Indikation zur operativen Rekonstruktion wird deshalb weit gestellt, wobei natürlich der Anspruch des Patienten an sein Kniegelenk berücksichtigt werden muß. Schlechte Motivation, unrealistische Erwartungen und geringer Leidensdruck bei Unkenntnis über die Folgen eines instabilen Gelenkes sind Kontraindikationen für die operative Rekonstruktion. Bevorzugt wird eine postprimäre, verzögerte Versorgung bei voller Beweglichkeit, reizfreiem Knie, Rückgang der subchondralen Ödeme und bereits erfolgtem präoperativem Muskelaufbau. Innenbandläsionen Grad I und II werden konservativ frühfunktionell behandelt [2, 3, 4, 7, 15, 18].

Transplantatwahl und -entnahme

Das Lig. patellae zeigt eine hohe Reißfestigkeit und die Interferenzschraubenfixation der Knochenblöcke gewährleistet eine stabile Primärfixation mit hoher Ausreißkraft. Der Patient wird in Rückenlage gelagert und das Bein in einem Beinhalter in 90° Flexion positioniert. Der Eingriff beginnt bei gesicherter Instabilität mit zwei schmalen Querinzisionen an der Patellaspitze und an der Tuberositas tibiae über der oberen Begrenzung des Pes anserinus und Entnahme des zentralen Drittels der Patellarsehne mit einer Breite von 9 oder 10 mm subcutan tunnelierend mit dem Doppelschneide- oder Stripper-System. Die Knochenblöcke werden mittels Schablone und oszillierender Säge standardisiert trapezförmig entnommen (meistens 10 mm × 25 mm). Die Knochenblockschablone wird auf der Patella positioniert. Anschließend werden mit dem 2 mm starken Stufenbohrer Löcher für die Haltefäden in die Patella eingebohrt und in die Bohrlöcher 2 Fixations-Pins eingeschlagen, um die Schablone zu sichern. Ein trapezförmiger Knochenblock wird ausgesägt ohne die Knorpelfläche der Patella zu verletzen. In gleicher Weise wird der tibiale Knochenblock gewonnen und mit dem Meißel aus der Spongiosa gehebelt. Zeitgleich mit der arthroskopischen Untersuchung und einer evtl. erforderlichen Meniskus- oder Knorpelchirurgie erfolgt die Transplantatpräparation durch einen Assistenten am Nebentisch, wodurch die Operationszeit

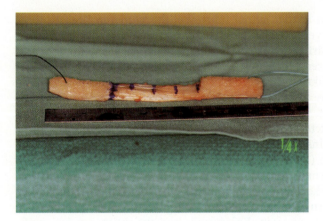

Abb. 1. Präparation des Lig. patellae. Die Knochenblöcke werden mittels Tunnelschablone angepaßt, über Haltefäden angeschlungen sowie der spongiöse Knochenblock/Sehnenübergang mit Methylen-Blau gekennzeichnet

vermindert wird. Die Knochenblöcke werden mittels Tunnelschablone angepaßt, über Haltefäden angeschlungen sowie der spongiöse Knochenblock/Sehnenübergang mit Methylen-Blau gekennzeichnet (Abb. 1) [4, 9, 13, 15].

Arthroskopische Operationstechnik

Die Arthroskopie erfolgt über einen etwas höheren anterolateralen Zugang, der Arbeitszugang ist anteromedial. Nach erfolgter diagnostischer Arthroskopie wird eine evtl. erforderlichen Meniskus- oder Knorpelchirurgie durchgeführt. Das Debridement der Notch mit motorisiertem Shaversystem erfolgt so, daß die „over the top region" frei einsehbar ist. Ziel ist die interkondyläre Entfernung aller synovialen Verwachsungen, Vernarbungen und osteophytären Ausziehungen, um arthrofibrotische Reaktionen zu vermeiden.

Plazierung des tibialen und femoralen Tunnels

Die Positionierung des tibialen Tunnels mittels tibialem Zielgerät wird so festgelegt, daß bei einem geplanten Tunneldurchmesser von 10 mm der Zieldraht 7 mm vor dem anterioren Rand des hinteren Kreuzbandes und etwas medial der Medianlinie zu liegen kommt. Somit liegt der spätere tibiale Knochenblock direkt auf dem Niveau der Kortikalis und der Eintrittspunkt unmittelbar vor dem hinteren Kreuzband (Abb. 2 und 3). Knorpel und Faserreste am tibialen Bohrlochende werden mit dem Shaver entfernt. Bereits jetzt kann ein Impingementtest in Extension durchgeführt werden. Der tibiale

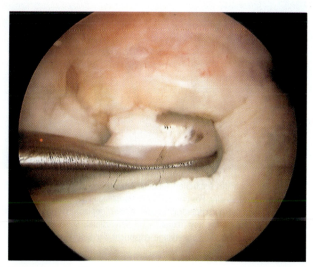

Abb. 2. Schema. Plazierung des tibialen Tunnels. Die Positionierung des tibialen Tunnels mittels tibialem Zielgerät wird so festgelegt, daß bei einem geplanten Tunneldurchmesser von 10 mm der Zieldraht 7 mm vor dem anterioren Rand des hinteren Kreuzbandes und etwas medial der Medianlinie zu liegen kommt

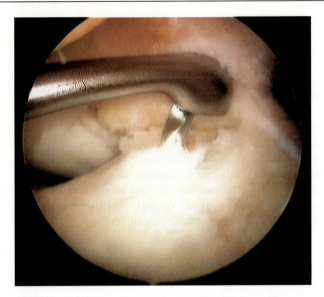

Abb. 3. Zieldraht vor dem anterioren Rand des hinteren Kreuzbandes

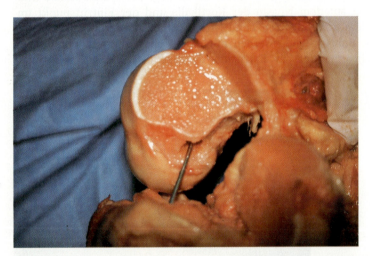

Abb. 4. Plazierung des femoralen Tunnels. Anatomisches Präparat. Für die Bohrung des femoralen Tunnels in 10.30 Uhr oder 1.30 Uhr Position wird ein transtibiales femorales Zielgerät verwendet. Dies erlaubt eine präzise Plazierung des Kirschnerdrahtes bei einem geplanten Tunneldurchmesser von 10 mm exakt 6 bzw. 5 mm vor der „over the top region" (=Referenzlinie), so daß posterior eine Kortikalisbrücke von 0,5 bis 1 mm erhalten bleibt. Die Tunnellänge entspricht der Blocklänge

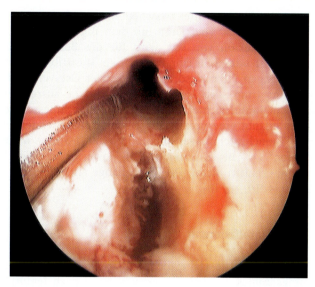

Abb. 5. Zieldraht in der 1 Uhr Position

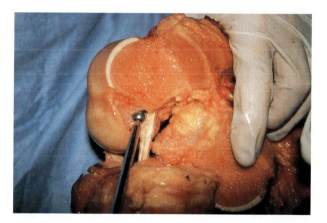

Abb. 6. Fixierung des femoralen Knochenblockes. Anatomisches Präparat. Bei der Blockpositionierung im femoralen Tunnel ist der Sehnenanteil posterior und der Spongiosaanteil anterior. Die femorale Interferenzschraube wird über den medialen Arbeitszugang bei einer Knieflexion von 110° bis 120° über einen Führungsdraht anterior des Knochenblockes mit entsprechender Schutzhülle zur Schonung des Transplantates eingeschraubt. Es können Metallinterferenz- oder bioresorbierbare Schrauben verwendet werden, wobei der Durchmesser 2 bis 3 mm kleiner als der Tunneldurchmesser beträgt

Tunnel sollte im Mittel zwischen 42–49% der ap-Strecke des Tibiaplateaus zu liegen kommen. Dies kann mit dem Bildwandler kontrolliert werden. Bei einer Knieflexion von 90° wird für die Bohrung des femoralen Tunnels in 10.30 Uhr oder 1.30 Uhr Position ein transtibiales femorales Zielgerät mit einem langen Führungsdraht mit distaler Öse verwendet. Die Wahl der Unterstellung (mm) des Zielinstruments für die ausreichende Dicke der dorsalen Knochenwand richtet sich nach dem Durchmesser des femoralen Bohrlochs. Dies erlaubt eine präzise Plazierung des Kirschnerdrahtes bei einem geplanten Tunneldurchmesser von 10 mm exakt 5 bzw. 6 mm vor der „over the top region" (=Referenzlinie), so daß posterior eine Kortikalisbrücke von 0,5 bis 1 mm erhalten bleibt. Die Tunnellänge entspricht der Blocklänge (Abb. 4 und 5) [3, 4, 10, 16, 18].

Transplantatfixierung

Nun werden die Haltefäden des Transplantates in die Öse des langen Führungsdrahtes eingefädelt und von tibial nach femoral durchgezogen. Bei der Blockpositionierung im femoralen Tunnel ist der Sehnenanteil posterior und der Spongiosaanteil anterior. Die femorale Interferenzschraube wird über den medialen Arbeitszugang bei einer Knieflexion von 110° bis 120° über einen Führungsdraht anterior und parallel des Knochenblockes mit entsprechender Schutzhülle zur Schonung des Transplantates eingeschraubt. Es können Metallinterferenz- oder bioresorbierbare Schrauben verwendet werden, wobei der Durchmesser 2 bis 3 mm kleiner als der Tunneldurchmesser beträgt. Die Schraube muß der Tunnelausdehnung, der Länge und Größe des Knochenblockes angepaßt werden. Üblicherweise wird bei einem Tunneldurchmesser von 10 mm eine 7×25 mm Schraube verwendet (Abb. 6). Nach mehrmaligem Durchbewegen und Zug an den distalen Haltefäden mit einer Spannung von etwa 20 bis 40 N erfolgt die tibiale Fixierung in 10 bis 20° Knieflexion mit Interferenz- oder Spongiosaschraube (6,5 mm) die anterior und parallel zum Knochenblock auf seiner spongiösen Seite eingebracht werden. Insbesondere bei der Transplantatfixierung ist auf eine exakte Parallelität der Schrauben zum Block zu achten. Bereits eine Schraubendivergenz von ca. 15° führt zu einem deutlichen Fixationskraftverlust. Mögliche Komplikationen werden auch bei der Transplantatgewinnung, beim Einzug sowie bei der Tunnelplacierung beschrieben. Abschließend wird eine nochmalige arthroskopische Kontrolle zum definitiven Ausschluß eines Impingements durchgeführt (Abb. 7) [1, 6, 8, 12, 14, 18].

Rehabilitation

Die Rehabilitation ist frühfunktionell mit voller Streckung postoperativ und Teilbelastung. Vollbelastung ist erlaubt bei reizfreiem Knie, guter muskulärer Koordination und Schmerzfreiheit. Die Rehabilitation beginnt bereits vor der

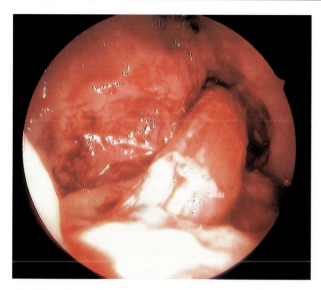

Abb. 7. Korrekter Verlauf des Lig. patellae-Transplantats

Operation. Direkt nach dem Unfall wird mit der postprimären Versorgung (1. Phase), die eine mentale Vorbereitung, seitengleiche Beweglichkeit, Ergußfreiheit, 80% Quadricepskraft und abgeheiltes bone bruise im MRT zum Ziel hat, begonnen. Die 2. Phase (0–14 Tage postoperativ) dient zur Wundheilung, Abschwellung, muskulären Kontrolle und zur Erlangung der vollen Streckung. Phase 3 (3.–5. Woche) führt zum normalen Gangbild, zur vollen Beugung und zur Aufnahme der Alltagsaktivitäten. Nach der 5. Woche (4. Phase) wird mit der Wiederaufnahme sportlicher Aktivitäten begonnen. Wettkampfbeginn ist frühestens drei Monate nach der Operation [5, 15].

Schlußfolgerung

Als Standard bei der Rekonstruktion des vorderen Kreuzbandes gilt heute der minimalinvasive postprimäre arthroskopische Ersatz durch das freie autologe Patellarsehnentransplantat. Das Lig. patellae zeigt eine hohe Reißfestigkeit und die Interferenzschraubenfixation der Knochenblöcke gewährleistet eine stabile Primärfixation mit hoher Ausreißkraft. Alloplastische Ersatzoperationen des vorderen Kreuzbandes und reine Bandnähte haben sowohl klinisch als auch experimentell versagt. Lediglich die Allografts zeigen Alternativen, insbesondere bei der sekundären arthroskopischen Kreuzbandplastik auf. Die Verwendung prothetischer Ligamente ist bei der primären Rekonstruktion aufgrund der nicht zu vernachlässigenden Risiken (chronische Synovitis, mechanische Schwäche, Infektion, beschleunigte Arthrose, Osteolyse der Bohrkanäle) und schlechten Langzeitresultate nicht zu empfehlen.

Die VKB-Plastik mit dem Lig. patellae in arthroskopischer Technik zeigt eine geringere Morbidität, kürzere Hospitalisation und eine zügige Rehabilitation. Eigene Ergebnisse zeigen gute Resultate [9, 12, 14].

Literatur

1. Fulkerson J, Cautilli R, Hosick W, Wright J (1992) Divergence angles and their effect on the fixation strength of the Kurosaka screw. Abstract. AAOS annual meeting, San Diego, CA
2. Galway RD, Beaupre A, Macintosh DL (1972) Pivot shift. J Bone Joint Surg 54 B:763
3. Howell SM, Clark JA (1992) Titial tunnel placement in anterior cruciate ligament reconstruction and graft impingement. Clin Orthop Rel Res 283:187–195
4. Imhoff AB (1995) Arthroskopische vordere Kreuzbandrekonstruktion. Indikationen, Operationstechnik und Perspektiven. Der informierte Arzt-Gazette Medicale 16:313–321
5. Imhoff AB, Treibel W (1994) Arthroskopische versus offene LCA-Plastik mit freiem Ligamentum Patellae-Transplantat — Eine prospektive Vergleichsstudie. In: Kohn D, Wirth CJ (Hrsg) Arthroskopische versus offene Operationen. Fortschritte in der Arthroskopie, Band 10. Enke, Stuttgart, S 63–74
6. Imhoff AB, Martinek V, Marti Ch, Romero J (1997) Metallinterferenzschrauben versus bioresorbierbare Schrauben in der VKB-Rekonstruktion. Eine klinische Studie. Abstract. 14. Kongreß der Deutschsprachigen Arbeitsgemeinschaft für Arthroskopie (AGA), Berlin, p 34
7. Irvine JB, Glasgow MS (1992) The natural history of the meniscus in anterior cruciate insufficiency. J Bone Joint Surg 74 B:403–405
8. Johnson D (1997) Complications in ACL Reconstruction. Abstract. Annual Meeting of the American Academy of Orthopaedic Surgeons (AAOS). San Francisco, pp 244–249
9. Kurzweil PR (1998) Benefits of a surgical assistant for ACL. Reconstruction. Abstract. AANA Speciality Day, New Orleans, p 137
10. Morgan CD (1993) Tibial Insertion of the ACL. Where is it? Abstract. Annual Meeting of the American Academy of Orthopaedic Surgeons (AAOS), Wilmington
11. Noyes FR, Butler DL, Grood ES et al (1984) Biomechanical analysis of human ligament grafts used in knee-ligament repairs and reconstructions. J Bone Joint Surg 66-A, pp 344–352
12. Öttl GM, Imhoff AB (1998) Revisionschirurgie bei fehlgeschlagener vorderer Kreuzbandplastik. Zentralblatt für Chirurgie (in Druck)
13. Riel KA, Öttl GM, Reinisch M, Lenz M, Hof N (1995) Meniskusnaht – klinische und kernspintomographische Befunde. Aktuelle Traumatologie 8:273–278
14. Schwamborn T, Imhoff A (1998) Bioresorbierbare Schrauben bei der arthroskopischen VKB-Plastik. In: Imhoff A, Burkart A (Hrsg) Knieinstabilität und Knorpelschaden
15. Shelbourne KD, Nitz P (1990) Accelerated rehabilitation after anterior cruciate ligament reconstruction. Am J Sports Med 18:292–299
16. Stäubli HU, Rauschning W (1994) Tibial attachment area of the anterior cruciate ligament in the extended knee position. Knee Surg Sports Traumatol Arthrosc 2:138–146
17. Steiner ME, Hecker AT, Brown CH, Hayes WC (1994) Anterior cruciate ligament graft fixation comparison of hamstring and patellar tendon grafts. Am J Sports Med 22:240
18. Vergis A, Gillquist J (1995) Graft failure in intra-articular anterior cruciate ligament reconstructions. A review of the literature. Arthroscopy 11:312–321

15 Die arthroskopische vordere Kreuzbandplastik mit Semitendinosussehne und Endobuttonfixation

F. Hoffmann

Einleitung

Es ist unbestritten, daß das vordere Kreuzband (Lca) nicht nur ein primärer Stabilisator gegen eine anteriore tibiale Translation ist, sondern auch einen entscheidenden Beitrag zur normalen biomechanischen Funktion des Kniegelenkes leistet [7, 10]. Der Verlust des vorderen Kreuzbandes führt deshalb zu einer abnormalen Kniekinematik und sehr häufig zu frühzeitigen degenerativen Veränderungen des Kniegelenkes [8, 17].

Auch wenn Studien zeigten, daß eine Ruptur des vorderen Kreuzbandes nicht notwendigerweise zu größeren Beschwerden und Sportunfähigkeit führte [9, 21], setzte sich in den letzten 15 Jahren mit steigender Kenntnis der Anatomie, der Biomechanik, der Heilungsvorgänge des vorderen Kreuzbandes und der Transplantate sowie der verbesserten Operationstechnik der operative Ersatz eines rupturierten oder fehlenden vorderen Kreuzbandes immer mehr durch [23, 29, 33].

Trotz aller Fortschritte in der Grundlagenforschung und der Kreuzbandchirurgie ist es aber bis heute weder mit offenen noch mit arthroskopischen Methoden gelungen, den Zustand eines unverletzten vorderen Kreuzbandes wiederherzustellen. Um dem Idealzustand eines voll funktionsfähigen, schmerzfreien und stabilen Kniegelenkes nahezukommen, werden heute überwiegend autologe Transplantate aus dem Ligamentum patellae oder Sehnen aus der Pes-anserinus-Gruppe verwendet [1, 3, 12, 15, 19, 20, 27].

Vorteile der Semitendinosussehne

Die Vorteile der Verwendung von Hamstringsehnen gegenüber dem Ligamentum patellae liegen darin, daß der Extensionsmechanismus des Kniegelenkes durch die Transplantatentnahme nicht geschädigt wird. Die Gefahr einer Patellafraktur, einer Ruptur des Ligamentum patellae, einer Patella baja und eines „infrapatellar contracture syndromes" bestehen nicht [24, 28]. Femoropatelläre Schmerzsyndrome und Schwierigkeiten bei kniender Tätigkeit sind bei Verwendung der Semitendinosussehne als Kreuzbandtransplantat wesentlich seltener als beim Ligamentum patellae [2, 31]. Die Entnahme der Hamstringsehnen mit einem Sehnenstripper ist wesentlich einfacher und mit geringerer Morbidität verbunden als die Präparation des zentralen Drittels des Ligamentum patellae mit anhängenden Knochenblöcken [13, 34].

Mechanische Eigenschaften

Aufgrund der Untersuchungen von Noyes wurde die Semitendinosussehne lange Zeit nur für die Kreuzbandaugmentation als geeignet bewertet [22]. Er fand eine Reißfestigkeit eines 14–15 mm dicken Streifens aus dem Ligamentum patellae von 159–168% im Vergleich zum originären vorderen Kreuzband, die einfache Semitendinosussehne erreichte 70% und die Gracilissehne 49%. Während das Ligamentum patellae viermal steifer ist als das vordere Kreuzband, ist die Steifigkeit der Hamstrings fast identisch mit dem Lca. Neuere Untersuchungen zeigen, daß die vierfach aneinandergelegte Semitendinosussehne eine Reißfestigkeit von 3560±742 Newton besitzt, also mehr als das 1,5fache des Lca (2160 Newton) [11]. Die gleichen Autoren fanden eine feste, positiv lineare Korrelation zwischen der Reißfestigkeit und dem Durchmesser eines Sehnentransplantates. Unter diesem Gesichtspunkt ist es interessant, daß die gedoppelte Semitendinosussehne einen geringeren Durchmesser aufweist als ein 10 mm breites Ligamentum-patellae-Transplantat, die dreifache Sehne einen identischen und die vierfache einen größeren Durchmesser [30]. Mittels einer dreidimensionalen Robotersimulation konnten Woo et al. zeigen, daß ein vierzügeliges Hamstring-Transplantat das Kraftverhalten des intakten Lca besser imitieren kann als eine Ligamentum-patellae-Plastik [32].

Neoenthese

Während man davon ausgehen kann, daß die mit Interferenzschrauben fixierten oder in „press fit"-Technik eingebrachten Knochenblöcke eines Ligamentum-patellae-Transplantates relativ rasch knöchern einheilen, dauert es sicher länger, bis eine solide Fixation der Hamstring-Sehnen im Knochen erreicht ist. Im Tierexperiment ist beim Hund eine in den Knochen transplantierte Sehne bereits nach 8 Wochen stabil [25]. Beim Menschen kommt es zur Ausbildung Sharpey-ähnlicher Fasern und einer fibro-cartilaginären Übergangszone mit lakunenartigen Einstülpungen des kollagenen Bindegewebes in den Knochen [14].

Wenn man davon ausgeht, daß ein Transplantat bis zur Revaskularisation, die ja vorwiegend über die Bohrtunnel der Transplantatverankerung erfolgt, weitgehend durch Diffusion ernährt wird, könnte es von Vorteil sein, daß die Diffusionsstrecke für die einzelnen Anteile eines mehrzügeligen Sehnentransplantates geringer ist als z.B. für ein 10 mm Ligamentum-patellae-Transplantat [4]. Einige histologische Untersuchungen scheinen darauf hinzudeuten [16, 18].

Seitdem uns der Endobutton (Smith & Nephew Richards, Schenefeld/Hamburg) zur Verfügung steht, benutzen wir seit 1.11.1993 eine modifizierte Operationstechnik nach Rosenberg, wobei die Semitendinosussehne als vierfaches Transplantat Verwendung findet [20].

Operationstechnik

Unter Verwendung einer Blutsperre und eines Beinhalters erfolgt eine standardmäßige Arthroskopie. Dabei werden allfällige Knorpel- und Meniskusläsionen in den üblichen arthroskopischen Techniken therapiert. Sollte eine Innenmeniskusnaht erforderlich sein, wird der Riß zunächst nur angefrischt. Bei Verwendung der „inside-out"- oder „outside-in"-Nahttechnik werden die Nähte erst nach der Semitendinosusentnahme gelegt, um die Fäden nicht mit dem Sehnenstripper durchzuschneiden. Am femoralen Ursprung des Lca werden noch vorhandene Kreuzbandreste und Vernarbungen entfernt, so daß die dorsale Begrenzung der Fossa intercondylica femoris sichtbar ist. Bei chronischen Instabilitäten erfolgt, falls dies notwendig ist, eine Notchplastik mit einer walzenförmigen Fräse (Acromionizer).

Sehnenentnahme: Über einen 4 cm langen, schräg ansteigenden Hautschnitt medial der Tuberositas tibiae wird der kaudale Anteil des tibialen Ansatzes des Pes anserinus superficialis periostal winkelförmig abgelöst [13]. Die Semitendinosussehne wird von innen her identifiziert und zunächst mit der Schere freipräpariert. Die Verbindung der Sehne zur Unterschenkelfascie in Höhe des medialen Musculus gastrocnemius muß mit der Schere durchtrennt werden. Anschließend kann die Sehne mit dem Sehnenstripper als freies Transplantat entnommen werden. Die weitere Präparation der Sehne erfolgt, um Operationszeit zu sparen, durch einen Assistenten am Nebentisch, während der Operateur die Knochenkanäle anbringt.

Transplantatpräparation: Die Sehne wird zunächst mittels eines PDS-Fadens der Stärke 2/0 zu einem Ring genäht (Abb. 1). Anschließend wird das der Naht gegenüberliegende Ende des Ringes zur Nahtstelle gezogen, so daß distal 2 Sehnenschlaufen bei insgesamt vierfach aneinandergelegter Sehne entstehen. In die Sehnenschlaufen wird jeweils ein 5 mm breites Mersileneband (Ethicon, Norderstedt) eingelegt (Abb. 2). Das proximale Ende des Transplantates wird mit einem nicht resorbierbaren Faden der Stärke 3 an den beiden zentralen Löchern des Endobuttons befestigt, wobei dieser Faden und die nachfolgenden Durchflechtungsnähte zunächst noch nicht geknüpft werden. Durch das proximale Ende des Transplantates werden 3 farblich unterschiedliche, nicht resorbierbare Bunnell-artige Durchflechtungsnähte der Stärke 2 angebracht (Abb. 3). Dazu wird das Transplantat im sog. Graftmasterboard (Smith & Nephew Richards, Schenefeld/Hamburg) aufgespannt (Abb. 4). Sobald der Operateur die Fadenlänge zwischen Transplantat und Endobutton

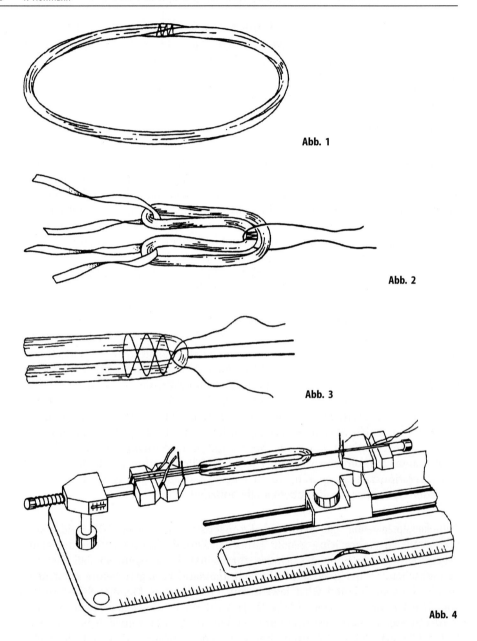

Abb. 1

Abb. 2

Abb. 3

Abb. 4

bestimmt hat, werden die 4 Fäden geknüpft und das Transplantat mit 80 Newton 8 Minuten vorgespannt [35].

Arthroskopische Semitendinosusplastik: Währenddessen wird mit Hilfe eines Zielgerätes (Smith & Nephew Richards, Schenefeld/Hamburg) ein Kirschnerdraht ins Zentrum des tibialen Bandrestes des Lca gebohrt. Sollte tibial kein Ban-

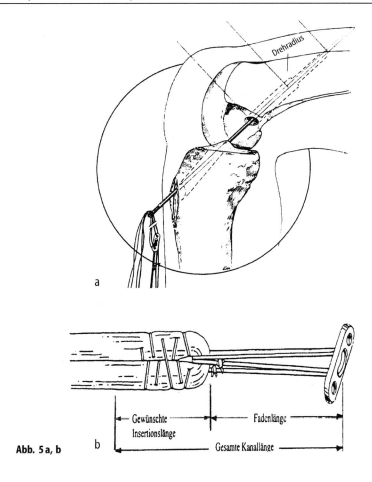

Abb. 5 a, b

dansatz mehr vorhanden sein (was selten vorkommt), wird ein Punkt 7 mm ventral des Vorderrandes des hinteren Kreuzbandes in Höhe des medialen Höckers der Eminentia intercondylica in Verlängerung des Innenrandes des Außenmeniskusvorderhorns gewählt. Die tibiale Lokalisation des Bohrtunnels hängt ab von der Neigung des Daches der Fossa intercondylica. Deshalb wird präoperativ eine seitliche Röntgenaufnahme in vollständiger Kniestreckung angefertigt. Bei sehr steil verlaufendem Dach der Fossa intercondylica muß der gelenkseitige Austritt des tibialen Bohrtunnels etwas weiter dorsal gewählt werden. Nach Einbringen des Kirschnerdrahtes wird das Kniegelenk unter arthroskopischer Sicht gestreckt, um auszuschließen, daß es nach Überbohren des Kirschnerdrahtes zu einem knöchernen Impingement des Transplantates kommt. In Zweifelsfällen erfolgt eine Bildwandlerkontrolle nach Einbringen des Kirschnerdrahtes. Der Kirschnerdraht wird anschließend mit einem kanülierten Kopfbohrer überbohrt, der genau dem Durchmesser des vierfachen Semitendinosustransplantates entspricht (meist 9 mm). Danach wird durch den tibialen Bohrtunnel eine femorale Bohrlehre eingebracht, die sicherstellt, daß die dorsale Begrenzung des blind endenden femoralen Bohrtunnels 0,5-1 mm von der „over the top"-Position entfernt ist. Der Zieldraht wird dabei bei einem rechten Knie bei 11.00 Uhr, bei einem linken Knie bei 1.00 Uhr eingebracht. Auch hier soll in Zweifelsfällen eine Bildwandlerkontrolle erfolgen. Bei korrekter Lage wird danach in ca. 80-90 Grad Kniebeugung ein 30 mm tiefer Bohrkanal entsprechend des Transplantatdurchmessers angebracht. Der Kirschnerdraht muß danach vollständig nach lateral durchgebohrt werden. Er wird mit dem 4,5 mm Endobuttonbohrer überbohrt. Die Fadenlänge für das Transplantat errechnet sich aus der Gesamtlänge bis zur lateralen Femurcortikalis abzüglich der Länge des Bohrtunnels für das Transplantat (Insertionslänge) und abzüglich von 8 mm. Die 8 mm setzen sich zusammen aus 6 mm Länge für den Kippvorgang des Endobuttons (Drehradius) und 2 mm Reservelänge (Abb. 5a,b). Bei einer femoralen Bohrtunnellänge von 30 mm sind dann 22 mm des Transplantates in den Knochenkanal hereingezogen. Nach Befestigung eines Zug- und Kippfadens an den beiden endständigen Löchern des Endobuttons werden diese mit Hilfe eines kleinen Ösenbohrers durch die Bohrtunnel nach lateral femoral ausgezogen. Das Transplantat wird mit Hilfe des Zugfadens von tibial nach femoral eingezogen. Sobald das Transplantat das blinde Ende des femoralen Bohrtunnels erreicht, wird der Endobutton durch Zug am Kippfaden quergestellt. Das Transplantat wird zurückgezogen, bis der Endobutton dem Knochen fest aufliegt. Die Mersilenebänder müssen danach tibial über eine sog. „suture disc" (Smith & Nephew Richards, Schenefeld/Hamburg) verknotet werden, wobei eine Schlaufe des Transplantates in 90 Grad Kniebeugung und die andere in 30 Grad Kniebeugung gespannt wird. Die winkelförmig abgelöste Sartoriusfascie wird wieder vernäht. Nach Wundverschluß wird das Bein in Kniestreckung auf einem Immobilizer gelagert und eine Kühlkompresse angelegt (Aircast Europa, Stephanskirchen).

Nachbehandlung

Nach Entfernung der Redondrainagen am 1. oder 2. Tag (je nach Förderung) beginnen passive Bewegungsübungen auf der elektrischen Motorschiene und eine krankengymnastische Übungsbehandlung in der geschlossenen Bewegungskette einschließlich PNF (Propriozeptive Neuromuskuläre Fazilitation). Zur Vermeidung einer versehentlichen Überstreckung wird eine Knieführungsorthese gegeben, die für insgesamt 12 Wochen getragen werden sollte. Die volle Belastung der operierten Extremität wird meist in der 3. postoperativen Woche erreicht.

Ergebnisse

In der neuen Technik mit der vierfachen Semitendinosussehne liegen uns jetzt Ergebnisse von 60 Patienten mit einer durchschnittlichen Nachuntersuchungszeit von 24 Monaten (12-48 Monate) vor. Die durchschnittliche präoperative Translationsdifferenz von 7,5 mm (KT 1000, MMD) ließ sich durch den Eingriff nach diesem Zeitraum auf 1,9 mm reduzieren. Präoperativ fanden sich in der IKDC-Gesamtevaluation 20% abnormale und 80% schwer abnormale Kniegelenke [5]. Postoperativ war die Verteilung im IKDC-Schema 48% normal, 40% fast normal, 12% abnormal und keiner schwer abnormal.

Diskussion

Maeda et al. fanden bei Verwendung der drei- bis vierfach aneinandergelegten Semitendinosussehne bei 41 Kniegelenken nach 2-4 Jahren eine durchschnittliche ventrale Translationsdifferenz von 1,5 mm bei 200 Newton Zugkraft [19]. In 4 prospektiven Studien zeigte sich zweimal kein Unterschied zwischen der Verwendung der gedoppelten Semitendinosus- und Gracilissehne gegenüber dem Ligamentum patellae. Marder et al. fanden nach arthoskopischer Kreuzbandplastik (40 Patienten mit Ligamentum patellae, 40 Patienten mit gedoppeltem Semitendinosus und Gracilis) nach 2 Jahren keinen Unterschied bezüglich subjektiven Beschwerden, Funktion und Stabilität [20]. Zum gleichen Ergebnis kamen Ruland et al. bei insgesamt 37 Patienten, die 58 Monate nachverfolgt werden konnten [27]. Aglietti et al. konnten bei insgesamt 60 Patienten zeigen, daß nach 28 Monaten eine größere Sportfähigkeit in der Ligamentum-patellae-Gruppe (80%) gegenüber der gedoppelten Semitendinosus-Gracilisgruppe (43%) bestand [2]. In der Stabilität und der femoropatellaren Krepitation zeigten sich keine signifikanten Unterschiede, in der Ligamentum-patellae-Gruppe fand sich aber bei 47% ein geringes Extensionsdefizit gegenüber nur 3% in der Semitendinosus-Gracilisgruppe. In einer von Beynnon et al. durchgeführten prospektiven, randomisierten, klinischen Studie bei insgesamt 59 Patienten, die entweder eine vordere Kreuzbandplastik mit dem Ligamentum patellae oder einem dreifachen Transplantat aus Semitendinosus und Gracilis erhalten hatten, zeigten sich bis zu einem postoperativen Verlauf von 3 Jahren keine Unterschiede bezüglich Beweglichkeit, Funktion, Stabilität und Sportausübung [6]. Danach kam es aber in der Semitendinosus-Gracilisgruppe zu einer Zunahme der vorderen Knieinstabilität.

Schlußfolgerung

Während die Semitendinosussehne als Augmentation bei vorderer Kreuzbandnaht immer schon Verwendung fand, war für die vordere Kreuzbandplastik lange Zeit ein Knochen-Band-Knochen-Transplantat aus dem Ligamentum patellae der goldene Standard, unabhängig, ob der Eingriff offen oder arthroskopisch durchgeführt wurde.
    Da die Ligamentum-patellae-Plastik in der Regel stabile Kniegelenke liefert, dies aber mit einem beträchtlichen Anteil von patello-femoralen

Schmerzsyndromen und Bewegungseinschränkungen (insbes. der endgradigen Streckung) erkauft wird, wechseln immer mehr Kniebandchirurgen über zur Verwendung der Hamstring-Sehnen als drei- bzw. vierzügelige Kreuzbandtransplantate unter Bevorzugung der arthroskopischen Technik. Die Vorteile liegen in der geringen Morbidität des Eingriffes ohne Störung des Streckmechanismus des Kniegelenkes mit entsprechend geringerem postoperativen vorderen Knieschmerz. Mit den neueren Fixationsmethoden ist eine frühe, aggressive Rehabilitation möglich, ohne daß das Einwachsverhalten des Sehnentransplantates in den Knochen gefährdet ist.

Literatur

1. Aglietti P, Buzzi R, Menchetti PPM, Giron F (1996) Arthroscopically assisted semitendinosus and gracilis tendon graft in reconstruction for anterior cruciate ligament injuries in athletes. Am J Sports Med 24:726–731
2. Aglietti P, Buzzi R, Zaccherotti G, De Biase P (1994) Patellar tendon versus doubled semitendinosus and gracilis tendons for anterior cruciate ligament reconstruction. Am J Sports Med 22:211–218
3. Amiel D, Kleiner JB, Akeson WH (1986) The natural history of the anterior cruciate ligament autograft of patellar tendon origin. Am J Sports Med 14:449–462
4. Arnoczky SP, Warren RF, Ashlock MA (1986) Replacement of the anterior cruciate ligament using a patellar tendon allograft. J Bone Joint Surg 68-A:376–385
5. Benedetto KP (1992) Internationaler Knieuntersuchungsbogen. Mitteilungen der Deutschsprachigen Arbeitsgemeinschaft für Arthroskopie (AGA) Nr 4
6. Beynnon BD, Johnson RJ, Kannus P, Kaplan M, Nichols CE, Renström PA, Samani J, Webster J (1997) A prospective, randomized, clinical investigation of anterior cruciate ligament reconstruction: a comparison of the bone-patellar tendon-bone and semitendinosus-gracilis autograft. Abstracts 1. Biennial Congress ISAKOS May 11–16, Buenos Aires, Argentina
7. Butler DL, Noyes FR, Grood ES (1980) Ligamentous restraints to anterior-posterior drawer in the human knee. J Bone Joint Surg 62-A:259–270
8. Fetto JF, Marshall JL (1980) The natural history and diagnosis of anterior cruciate ligament insufficiency. Clin Orthop 147:29–38
9. Giove TP, Miller SJ III, Kent BE, Sanford TL, Garrick JG (1983) Non-operative treatment of the torn anterior cruciate ligament. J Bone Joint Surg 65-A:184–192
10. Graf B (1987) Biomechanics of the anterior cruciate ligament. In: Jackson DW, Drez D (eds) Anterior cruciate deficient knee, new concepts in ligament repair. pp 55–71, St Louis, CV Mosby
11. Hecker AT, Brown CH, Deffner KT, Rosenberg TD (1997) Tensile properties of young multiple stranded hamstrings grafts. Abstracts Specialty Day of the AOSSM, San Francisco CA, February 16
12. Hoffmann F (1989) Die arthroskopische Semitendinosusplastik mit lateraler extraartikulärer Stabilisierung bei vorderer Kniegelenksinstabilität. Unfallchirurg 92:584–588
13. Hoffmann F (1996) Technik der Entnahme der Semitendinosussehne. In: Pässler HH (Hrsg) Kreuzband-Chirurgie (CD-ROM). Barth, Heidelberg Leipzig
14. Hoffmann F, Haegele U (1993) Transplantat-Knochen-Verbindung nach Augmentation des vorderen Kreuzbands durch die autologe Semitendinosussehne. Arthroskopie 6:164–168
15. Holmes PF, James SL, Larson RL, Singer KM, Jones DC (1991) Retrospective direct comparison of three intraarticular anterior cruciate ligament reconstructions. Am J Sports Med 19:596–600

16. Johnson LL (1993) The outcome of a free autogenous semitendinosus tendon graft in human anterior cruciate reconstructive surgery: a histological study. Arthroscopy 9:131–142
17. Kannus P, Järvinen M (1987) Conservatively treated tears of the anterior cruciate ligament. Long-term results. J Bone J Surg 69-A:1007–1012
18. Lane JG, McFadden P, Bowden K, Amiel D (1993) The ligamentization process: a 4 year case study following ACL reconstruction with a semitendinosus graft. Arthroscopy 9:149–153
19. Maeda A, Shino K, Horibe S, Nakata K, Buccafusca G (1996) Anterior cruciate ligament reconstruction with multistranded autogenous semitendinosus tendon. Am J Sports Med 24:504–509
20. Marder RA, Raskind JR, Carroll M (1991) Prospective evaluation of arthroscopically assisted anterior cruciate ligament reconstruction. Am J Sports Med 19:478–484
21. McDaniel WJ Jr, Dameron TB Jr (1980) Untreated ruptures of the anterior cruciate ligament. A follow-up study. J Bone Joint Surg 62-A:696–705
22. Noyes FR, Butler DL, Grood ES, Zernicke RF, Hefzy MS (1984) Biomechanical analysis of human ligament grafts used in knee-ligament repairs and reconstructions. J Bone Joint Surg 66-A:344–352
23. O'Brien SJ, Warren RF, Pavlov H, Panariello R (1991) Reconstruction of the chronically insufficient anterior cruciate ligament with the central third of the patellar ligament. J Bone Joint Surg 73-A:278–286
24. Paulos LE, Rosenberg TD, Drawbert J et al (1987) Infrapatellar contracture syndrome. An unrecognized cause of knee stiffness with patella entrapment and patella infera. Am J Sports Med 15:331–341
25. Rodeo SA, Arnoczky SP, Torzilli PA, Hidaka C (1993) Tendon-healing in a bone tunnel. A biomechanical and histological study in the dog. J Bone J Surg 75-A:1795–1803
26. Rosenberg TD (1994) Preliminary results of endoscopic ACL reconstruction with quadrupled semitendinosus graft. Abstracts ACL Study Group, pp 66–67, March 13–19, Bad Ischl (Austria)
27. Ruland CM, Friedman MJ, Kollias SL, Fox JM (1996) Arthroscopic reconstruction of "isolated" ACL tears: A comparison of the patellar tendon vs. double-loop semitendinosus/gracilis autografts. Arthroscopy (Abstracts 15 th Annual Meeting AANA) 12:358–359
28. Sachs RA, Daniel DM, Stone ML, Garfein RF (1989) Patellofemoral problems after anterior cruciate ligament reconstruction. Am J Sports Med 17:760–765
29. Sgaglione NA, Warren RF, Wickiewicz TL, Gold DA, Panariello RA (1990) Primary repair with semitendinosus tendon augmentation of acute anterior cruciate ligament injuries. Am J Sports Med 18:64–73
30. Tohyama H, Beynnon BD, Johnson RJ, Nichols C (1993) Morphometry of the semitendinosus and gracilis tendons with application to anterior cruciate ligament reconstruction. Knee Surg, Sports Traumatol, Arthroscopy 1:143–147
31. Weaver JK, Derkash RS, Freeman JR, et al (1985) Primary knee ligament repair – revisited. Clin Orthop 199:185–191
32. Woo SLY, Fox RJ, Sakane M, Livesay GA, Rudy TW, Allen CR, Fu FH (1997) Force and force distribution in the anterior cruciate ligament and its clinical implications. Sportorthopädie-Sporttraumatologie 13.1:37–48
33. Yasuda K, Tomiyama Y, Ohkoshi Y, Kaneda K (1989) Arthroscopic observations of autogenic quadriceps and patellar tendon grafts after anterior cruciate ligament reconstruction. Clin Orthop 246:217–224
34. Yasuda K, Tsujino J, Ohkoshi Y, Tanabe Y, Kaneda K (1995) Graft site morbidity with autogenous semitendinosus and gracilis tendons. Am J Sports Med 23:706–714
35. Yasuda K, Tsujino J, Tanabe Y, Kaneda K (1997) Effects of initial graft tension on clinical outcome after anterior cruciate ligament reconstruction. Am J Sports Med 25:99–106

16 The Quadriceps Tendon-Patellar Bone Construct for ACL Reconstruction*

H.-U. Stäubli

Summary

Gross anatomy specimens and cryosections have revealed that the quadriceps tendon is longer and thicker than the ipsilateral patellar ligament and also exhibits a significant increase in cross-sectional area. On cryosections the quadriceps tendon was broad based and inserted on the anterior half of the patella. Structural tensile property analysis revealed that ultimate tensile failure load for unconditioned quadriceps tendon-bone complexes resulted at 2,173±618 N and at 1,953±325 N for bone-patellar ligament complexes. Following cyclic preloading during 200 cycles from 50 to 800 N at 0.5 Hz, ultimate failure loads measured 2,353±495 N for preconditioned quadriceps tendon-bone complexes and 2,376±152 N for preconditioned bone-patellar ligament complexes. Stiffness values determined at the 200-N load level of unconditioned quadriceps tendon-bone complexes were not significantly different from stiffness values of the anterior cruciate ligament (ACL) of a similar young age group as reported in the literature. Evidence from gross anatomy, cryosectional, and structural tensile property analyses supports the concept of using the quadriceps tendon-patella bone construct für ACL reconstructions and ACL revisions.

Autogenous soft connective tissue materials commonly in use for anterior cruciate ligament (ACL) reconstruction are the free central third of the patellar ligament with bone blocks on either end and multiple strands of pes tendon [1-4]. The use of the free quadriceps tendon as an ACL substitute was advocated by Blauth in 1984 [5]. Stäubli in 1990 and in 1992 [6, 7] promoted the use of the quadriceps tendon-patella construct, including a trapezoidal bone block harvested from the base of the patella, for arthroscopically assisted ACL reconstruction. Fulkerson and Langeland in 1995 [8] published a report on the harvesting technique for the quadriceps tendon as an ACL alternative graft.

---

* From: Sports Medicine and Arthroscopy Review 5:59-67
©1997 Lippincott-Raven Publishers, Philadelphia (with permission of Lippincott-Raven Publishers 9.9.98)

Before advocating the use of the quadriceps tendon-patellar bone construct for ACL reconstructions and in ACL revision surgery, we attempted to assess gross anatomy and structural tensile properties of the quadriceps tendon-patella complex in comparison with the patella-patellar ligament complexes in young male adults [9]. Cryosections of central sections of the extensor apparatus used for ACL reconstructions in a young age group were analyzed [9].

The purpose of this article is to report on the gross anatomy, morphology, and sections of quadriceps tendon-bone and bone-patellar ligament-bone complexes in the midsagittal plane. Structural tensile property analysis of central parts of quadriceps tendon-bone and bone-patellar ligament constructs used for ACL reconstruction complement the anatomy study. The graft material properties are discussed with respect to structural properties of the normal ACL, i.e., the femur-ACL-tibia complex, and with respect to ACL graft substitutes used for ACL reconstructions [10-17] as reported in the literature. A detailed graft-harvesting technique of the quadriceps tendon-patella bone construct is presented. The arthroscopically assisted, fluoroscopically controlled technique of ACL reconstruction with the use of the quadriceps tendon-patellar bone construct is illustrated. The essence of a decade of personal experience in 682 ACL reconstructions and ACL revisions with the use of the free autologous central anterior three-quarters portion of quadriceps tendon-patellar bone procedure is described. Graft-harvesting site morbidity and measures to reduce technical errors at tunnel placement and at graft fixation of the quadriceps tendon-bone ACL reconstruction are discussed. The structural tensile properties of the quadriceps tendon-bone graft obtained from young male adult donors [9] are compared with respect to biomechanical testing of femur-ACL-tibia complexes [14, 17].

Anatomy and Function of Quadriceps Tendon and Patellar Ligament

The quadriceps tendon and the patellar ligament are integrated into the extensor apparatus of the knee (Fig. 1a). Geometrically and morphologically, there are fundamental differences between the quadriceps tendon, which connects the quadriceps muscle to the base of the patella, and the patellar ligament, which connects the inferior pole of the patella to the tibial tuberosity. At the attachment sites of the quadriceps tendon and the origin and insertion sites of the patellar ligament, significant differences exist in quantity and distribution of undecalcified fibrocartilage [18]. Some authors argue that the patellar ligament is a tendon, since the patella is a sesamoid bone integrated into the extensor mechanism. In the context of this article, however, I will be using the term "patellar ligament."

The quadriceps tendon wraps around the femoral trochlea with increasing flexion and rotation angles. The quadriceps tendon itself consists of multiple layers of collagen tissue that varies in size and shape. The multiple layers of the quadriceps tendon run obliquely and longitudinally and form a complex

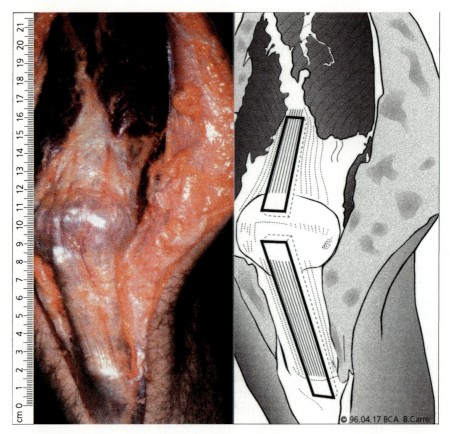

Fig. 1. a Gross anatomy extensor apparatus. Anterolateral aspect of the semiflexed left knee. The fascia of the thigh and the prepatellar aponeurosis are reflected. **b** Central part of quadriceps tendon-bone construct and bone-patellar ligament-bone construct

tension band bracing system. The most anterior part of the rectus femoris creates an aponeurosis in front of the patella [19] that was formerly called the prepatellar retinaculum [16, 20]. The most posterior part of the quadriceps tendon coalesces with the most anterior synovial lining of the suprapatellar recess. The triangular suprapatellar fat pad covers the distal end of the quadriceps tendon.

The patellar ligament originates from the most inferior part of the patella and inserts into the tibial tuberosity. In extension, the infrapatellar (Hoffa) fat pad separates the patellar ligament from the anterior aspect of the femoral trochlea. In harvesting the quadriceps tendon-bone construct or composite, the knee surgeon must respect and preserve the multiple tension band structures in front of the patella [19], the integrity of the musculotendinous junctions, and the blood supply [21] and innervation of the quadriceps tendon at the base of the patella (Fig. 1). In harvesting the patellar ligament with bone blocks on either end, the knee surgeon must respect the vascular supply of the infrapatellar fat pad [22] via the lateral inferior genicular artery and anastomotic branches from the anterior tibial recurrent artery [21]. Bleeding within the fad pat can affect patellar ligament healing and result in fibrotic contracture, which can progress to "infrapatellar contraction syndrome", with relative patella infera or patella baja. The knee surgeon who uses either construct or composite as an ACL substitute should be familiar with the anatomy, the harvesting technique, the potential harvesting site morbidity, and the inherent structural and material properties of the different potential graft sources.

Gross Anatomy

Cross anatomy specimens have revealed that the quadriceps tendon is longer and thicker than the ipsilateral patellar ligament. The quadriceps tendon, which is larger at the base of the patella, has a broader distinct insertional area at the anterior half of the base of the patella (Fig. 1). With its most inferior tendon leaf, the quadriceps tendon creates the synovial lining of the suprapatellar recess. On gross anatomy specimens, mean lengths of quadriceps tendon (measured from the base of the patella to the musculotendinous junction) were, on average, 87.0±9.7 mm for the right knees and 85.2±8.4 mm for the left knees. Corresponding mean lengths of the patellar ligaments (determined from the inferior pole of the patella to the tibial tuberosity) measured 51.6±6.9 mm for the right knees and 52.2±4.8 mm for the left knees.

Cryosectional Anatomy

With use of the Uppsala cryoplaning technique [23], the quadriceps tendon-bone construct was compared with the patella-patellar ligament-tibial tuberosity construct using central cryosections in the midsagittal plane of a right knee (Fig. 2a). Note the broad attachment area of the quadriceps tendon into the anterior half of the base of the patella. The most anterior fibers of the quadriceps tendon continue distally to blend over the anterior aspect of the patella, forming an aponeurosis that creates an anterior tension band bracing system. This aponeurosis coalesces with the most anterior fibers of the patellar ligament. In the past, the structures anterior to the patella have been called the "prepatellar retinaculum" [15]. On cryosections, the myotendinous junction of the quadriceps tendon was located 85 mm proximal to the base of the patella when measured in the extended knee position (H.-U. Stäubli et al., unpublished). In extension, the proximal part of the patella rests on the supracondylar fat pad. The space between the patella and the suprapatellar recess is filled by the triangle-shaped suprapatellar fat pad, which covers the most posterior part of the distal quadriceps tendon.

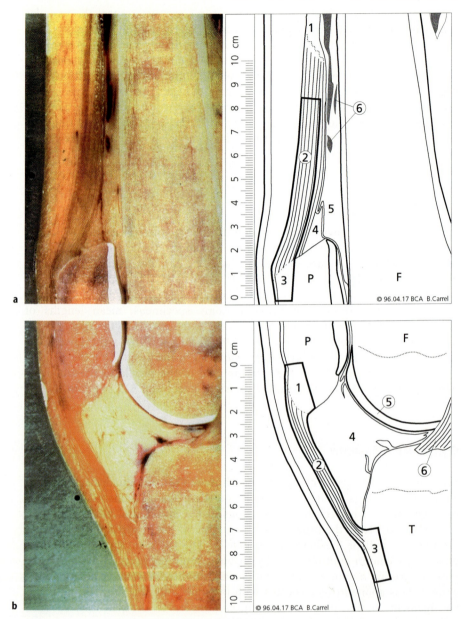

Fig. 2. a Cryosectional surface anatomy of the extensor apparatus in the sagittal plane: 1. myotendinous junction; 2. quadriceps tendon patella bone complex; 3. bony insertion of quadriceps tendon at base of patella; 4. suprapatellar fat pad; 5. supracondylar fat pad; 6. articular genus muscle; P. patella; F. femur.
b 1. patellar origin of patellar ligament tibial fiberosity complex; 2. patellar ligament; 3. insertion of patellar ligament at tibial tuberosity; 4. infrapatellar fat pad; 5. cartilage of femoral trochlea; 6. anterior cruciate ligament

The cryosectional anatomy of the patella-patellar ligament-tibial tuberosity construct is illustrated in Fig. 2b. The patellar ligament, including the proximal origin at the inferior pole of the patella and the distal insertion into the tibial tuberosity, is illustrated in the midsagittal plane of a right knee. Note the significant difference in thickness of the patellar ligament with respect to the quadriceps tendon. Note also the broad-based insertion of the quadriceps tendon into the anterior half of the base of the patella with respect to configuration and morphology of origin and insertion of the patellar ligament. The space beneath the patellar ligament and in front of the femoral trochlea is filled by the infrapatellar fat pad. Note also the engagement of the most distal articular surface of the patella into the most proximal part of the femoral trochlea in the extended knee position.

Structural Tensile Property Analysis of Quadriceps Tendon and Patellar Ligament

Structural tensile property analysis of 10-mm-wide central sections of quadriceps tendon-bone and bone-patellar ligament complexes from young male adult donors (mean age 24.9 years, range 19–32 years) revealed that ultimate failure loads for unconditioned complexes resulted at 2,173±618 N for quadriceps tendon-bone complexes and at 1,953±325 N for bone-patellar ligament complexes [8]. Following cyclic preloading during 200 cycles from 50 to 800 N at 0.5 Hz, ultimate failure load values measured 2,353±495 N for preconditioned quadriceps-bone complexes and 2,376±152 N for preconditioned bone-patellar ligament complexes [9]. Despite the fact that initial testing length, thickness, and cross-sectional shape and area of unconditioned quadriceps tendon-bone and bone-patellar ligament complexes were significantly different, displacement at ultimate load, energy to failure, and total energy were not significantly different [9]. Stiffness values determined at the 200-N load level of quadriceps tendon-bone and bone-patellar ligament complexes were not significantly different from stiffness of the ACL of a similar age group [24].

Cross-Sectional Area Measurements

Cross-sectional area measurements of 10-mm-wide, full-thickness central portions of quadriceps tendon and patellar ligament from young male donors revealed that the mean cross sectional areas measured 64.4±8.4 mm^2 for unconditioned and 61.9±9.0 mm^2 for preconditioned quadriceps tendons and were significantly larger than mean cross-sectional areas of unconditioned and preconditioned patellar ligaments, which measured 36.8±5.7 and 34.5±4.4 mm^2, respectively (Schatzmann et al. 1998).

Evidence from anatomic, cryosectional, and structural tensile property analyses of the quadriceps tendon-patellar bone composite from young adults supports the concept of using the quadriceps tendon-bone construct as a versatile alternative ACL graft.

Technique of Harvesting Quadriceps Tendon-Patellar Bone Construct

According to body weight, body height, and physical demands and in accordance with the morphology of the lateral part of the intercondylar notch, appropriate length, width, and depth of the quadriceps tendon-bone construct are selected. The leg is draped free prior to harvesting the quadriceps tendon-patella bone; to tension the extensor apparatus, the knee is flexed between 50 and 70°. A sterilely applied thigh tourniquet is inflated. Bending the knee creates tension on the quadriceps tendon, facilitating harvesting. Before starting graft harvesting, axial views of the patient's patella are reviewed. Medial and lateral borders of the patella are marked [7].

Create a longitudinal skin incision over the center of the base of the patella. Incise the fascia in line with the skin incision. Incise the multiple aponeurotic layers [19] in front of the anterior surface of the patella longitudinally. Identify the musculotendinous junction of the quadriceps tendon with respect to the vastus medialis, the vastus intermedius, and the vastus lateralis muscles. Using a 10-mm-wide template at the center of the patella, orient the template parallel to the main fiber axes of the rectus femoris. Incise the

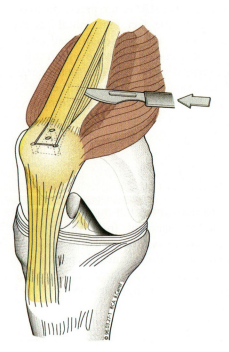

Fig. 3. Quadriceps tendon-bone construct harvesting (anteromedial aspect of right knee). Edges of trapezoidal bone block are predrilled, with quadriceps tendon-bone construct centered at the anterior half of the base of the patella; horizontal cut demarcates cleavage plane of the quadriceps tendon. Inferiormost leaf of quadriceps tendon remains intact

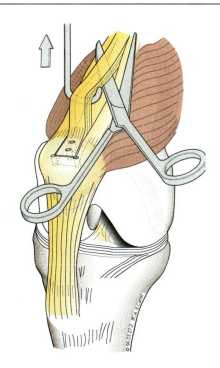

Fig. 4. Quadriceps tendon preparation. A pair of scissors is used to prepare the cleavage plane of the quadriceps tendon. Care is taken not to enter the suprapatellar recess by leaving the inferiormost part of the quadriceps tendon intact

quadriceps tendon longitudinally, starting on the medial side (Fig. 3). Leave a 3- to 4-mm-wide tendinous rim medially. Carry the incision through the tendon to a depth of 95~6–7 mm, leaving the most inferior tendinous parts of the quadriceps tendon intact. (In obese patients, fatty tissue may fill the spaces between the different quadriceps tendon leaves, a contraindication for quadriceps tendon harvesting as an ACL substitute). Create a horizontal incision parallel to the most superior leaf of the quadriceps tendon with a knife (Fig. 3) and then a horizontal cleavage plane by spreading a pair of scissors (Fig. 4). (Take care not to enter the suprapatellar recess). Lift off the anterior three-quarters of the quadriceps tendon, and continue the dissection in the selected plane proximally (Fig. 4). Cut the tendinous part proximally. (Avoid damage to the suprapatellar fat pad distally at the base of the patella). Demarcate the trapezoidal bone block at the base of the patella using a template. Predrill the edges of the Bone Block with a 2-mm-diameter drill bit to reduce stress risers. Cut the trapezoidal bone block with an oscillating saw. Undercut the patellar bone block with an oscillating saw held parallel to the anterior surface of the patella. (Do not use triangle-shaped chisels to avoid cracking or fissuring of the patella). Preserve the most anterior tension band structures to restore the anterior tension band bracing system at the end of the procedure. Fill bony defects at the anterior aspect of the patella base with autologous bone harvested from the bony tunnels or from the notchplasty. Close the defect in the suprapatellar quadriceps tendon harvesting area with absorbable sutures to avoid extraarticular fluid leakage. Avoid inadvertently closing the suprapatellar recess. Remove transfixing sutures.

Graft Preparation

Trim the quadriceps tendon-patella construct to the selected size using templates of appropriate widths. Place two nonabsorbable sutures of adequate strength through the two drill holes of the bone block. Use a whipstitch technique and four double-looped nonabsorbable sutures to affix the tendinous portion of the quadriceps tendon. Create a firm construct of the four leaves of the quadriceps tendon, leaving 45–65 mm of the tendinous part of the quadriceps tendon free of tendon-transfixing sutures, which results in stiffness values [9] comparable with those of the femur-ACL-tibia complex of the younger age group [24]. Respect intra- and interindividual variations of quadriceps tendon length, width, and depth, including variations in cross-sectional areas and tendon-bone junction morphology at the base of the patella. Regional differences in quadriceps tendon thickness, decreasing from medial to lateral, also exist, and differences in fibrocartilage can exist within insertional zones.

Orient the bone block at the femoral tunnel with the anterior patellar surface facing posteriorly, inserting the tendon-bone junction so that bending moments do not occur as the tendon-bone construct wraps around the chamfered femoral tunnel entrance during flexion and extension.

Harvesting Site Morbidity

Residual anterior knee pain in the harvesting area usually subsides in the first 4–6 weeks following graft harvesting. Quadriceps tendon ruptures at the base of the patella have not been encountered thus far. In 10 years, two patella fractures and two fissures of the patellae occurred. The two fissures were treated by lag screws and bone grafting. The fractures were treated according to AO principles using K-wires and an anterior tension band cerclage, including bone grafting and reconstruction of the anterior tension band aponeuroses anterior to the prepatellar surface.

To avoid graft harvesting complications, the patellar bone block should be centered over the base of the patella and the edges of the bone block should be predrilled to avoid stress risers. The saw cut should be placed parallel to the anterior surface of the patella to determine the exact depth of the bone block before using thin chisels. To reduce graft harvesting site morbidity, bone grafting of the patellar defect is advocated. Restore the aponeuroses anterior to the prepatellar surface by reconstructing the anterior tension bracing system. Thus far, no cases of patella baja have occurred after quadriceps tendon-bone harvesting.

ACL Reconstruction with Quadriceps Tendon-Patellar Bone Construct

Anatomy, cryosections, and magnetic resonance arthrotomography data revealed differences in the individual length and position of the ACL's tibial attachment area in the sagittal plane in full extension [24]. Considerable variations in femoral intercondylar roof inclination angles existed, ranging from 28 to 48° with respect to a tangent constructed to the posteroinferior femoral cortex. Steep intercondylar roof inclination angles (i.e., low numbers), relative anterior positioning of the tibial attachment of the ACL, and constitutional joint laxity were risk factors for graft-roof conflict in the extended knee position [24]. To obtain anatomic ACL graft placement and avoid graft-roof conflict of the anterior part of the ACL construct in the extended-knee position, fluoroscopic control at arthroscopically assisted ACL reconstruction was introduced in 1986 and has been used ever since [6, 7].

Arthroscopically Assisted Two-Incision Technique under Fluoroscopic Control

Tibial drill guide placement. A threaded 2.5-mm tibial drill guide is used to define the center of the tibial drill hole. Placement and orientation of the tibial drill guide, inclination of the tibial tunnel, and selection of reamer diameter define the borders of the tibial tunnel in relation to the individual femoral intercondylar notch configuration. The central tibial drill guide is placed according to the morphology of the individual intercondylar fossa and the roof inclination angle. The anterior border of the tibial drill hole – and thus, the anterior border of the ACL graft – should run at a 3-mm posteroinferior distance to a tangent constructed to Blumensaat's line in the extended-knee position. The tibial drill guide is oriented from anteromedial to posterolateral, aiming at the center of the lateral part of the intercondylar notch. Following tibial drill guide placement, the knee is brought into full extension. Care is taken to avoid inadvertent anterior subluxation of the tibia due to ACL deficiency. Fluoroscopic control is used to ascertain compartmental alignment. The knee is said to be in zero anatomic compartmental alignment when posterior tangents running parallel to the posterior tibial cortex – constructed to the most posterior aspect of the subchondral contours of the medial and lateral femoral condyles and the medial and lateral tibial plateaus – coincide [25]. Once the tibial drill guide position is verified under fluoroscopic control, poor placement can be corrected by using a parallel drill bit. The parallel tibial drill guide is placed according to the individual roof inclination angle, allowing for a 3-mm clearance of the anterior border of the ACL substitute with respect to the intercondylar roof in the extended-knee position.

Femoral drill guide placement. The femoral drill guide is placed under arthroscopic and fluoroscopic control through a separate anteromedial portal with the knee in 125° of flexion. The femoral drill guide is placed inside out and exits laterally through the femoral metaphyseal area anterior to the intermuscular septum. A small lateral skin incision is placed 1 cm anterior to the intermuscular septum. The vastus lateralis muscle, including its oblique part, which blends into the paracondylar capsule, is elevated. The superior lateral genicular artery is identified and ligated. The femoral guide pin is placed in the center of the posterosuperior part of the original femoral attachment area of the ACL. As the femoral drill guide exists through the femoral metaphyseal area laterally, it is withdrawn until the tip of the K-wire is located flush with the intercondylar surface of the center of the posterosuperior part of the ACL's femoral attachment area. The knee is brought into full extension. Neutral anatomic alignment is confirmed using fluoroscopy. Centers of projected tibial and femoral tunnel entrances, orientation, and placement of femoral and tibial tunnels are verified over a full arc of motion using fluroscopy.

Femoral drill hole placement. The femoral tunnel is reamed first in the outside-in technique. A 10-mm-wide cannulated reamer is used. A socket for the construct is created. The femoral tunnel entrance is chamfered. The 30°-angled arthroscope is introduced through the femoral tunnel to control the tip of the tibial guide pin in various positions of flexion and extension and internal and external rotation.

Tibial drill hole placement. The tibial tunnel is reamed with cannulated reamers or specially designed coring reamers, avoiding damage to the synovial lining of the posterior cruciate ligament (PCL) and Humphry's ligament. Personally, I prefer using a 6-mm-diameter drill and modifying the tibial tunnel opening in the frontal and sagittal planes according to individual notch morphology. The tibial tunnel entrance is chamfered. Clearance from the vertical part of the PCL, from the anterior meniscofemoral ligament, and from the intercondylar surface of the lateral femoral condyle is checked arthroscopically with the use of an impingement rod before inserting the quadriceps tendon patellar-bone construct. Before the graft is inserted, the arthroscope is passed through the tibial tunnel. Potential areas of impingement are checked in complete extension and at various flexion and internal and external rotation angles.

Passage of Quadriceps Tendon-Patellar-Bone Construct

There are two options: The tendinous part can be passed through the femoral tunnel into the tibial tunnel from the outside, with "wedge-in" fixation of the trapezoidal bone block in the somewhat narrower femoral tunnel. An alternative femoral fixation is using nonabsorbable sutures fixed around a post or an AO screw and washer. The tibial fixation consists of whipstitch fixation around the threadless neck of a transverse screw and washer. The second option is to insert the quadriceps tendon-patellar bone construct from the tibial tunnel into the femoral tunnel, with wedge-in fixation at the tibial site and whipstitch fixation at the femoral metaphysis around the threadless neck of an AO screw and washer. Transtibial or transfemoral graft passage is especially valuable in posterior femoral cortical "breakout" or in revision cases.

Other options are using press-fit bone fixation at the femoral reattachment site with the inside-out technique and conforming reamers and impaction devices. Eccentric bone blocks can be selected in revision cases with tunnel enlargement. The bone block is wedged in without interference screw fixation. Femoral bone block sutures can be used to secure the femoral bone block to the femoral metaphysis, using a transverse screw and washer. The tendinous part of the quadriceps tendon-patellar bone construct is pulled into the tibial tunnel snugly. The effects of coring reamer size on tibial entrance configuration and intraarticular cross-sectional area are calculated prior to graft selection.

The knee is moved through 10 cycles from full flexion to full extension. The suture ends exiting at the tibial tunnel are fixed with the knee in full extension and with the tibia reduced in neutral compartmental alignment to avoid overconstraining the quadriceps tendon substitute. With the use of fluoroscopy, inadvertent anterior or posterior tibial displacement at graft fixation is avoided. The screw is set with the knee in full extension. The knee is then flexed to ~45°. The course of the ACL substitute, with respect to the vertical part of the PCL, the anterior meniscofemoral ligament, the synovial lining, and the intercondylar surface and the roof of the lateral femoral condyle, is inspected and palpated with a probe for proper tensioning as the knee approaches full extension. Residual anterior play of 2-3.5 mm is the aim. Following ACL graft insertion, bone "wedge-in" fixation is tested and the snug fit of the quadriceps tendon in the tibial bone tunnel is controlled with a probe to avoid secondary tunnel enlargement. Cortical bone healing biology for the trapezoidal bone block suggests that 8–10 weeks is needed for bony union to occur. For tendon-bone healing, studies suggest that by 12 weeks, the quadriceps tendon-tibial bone interface is no longer the weak link (S. Arnoczky, personal communication, 1996).

Following graft insertion, the suprapatellar recess, paracondylar recesses, and popliteal hiatus and posterior compartments are inspected for bony fragments resulting from the notchplasty, and any fragments are removed. The aponeurotic and fascial layers and the skin are closed in layers.

Postoperative Management

The knee is held in full extension using a posterior removable night splint. Prone hangs and cocontractions of the hamstrings and quadriceps muscles at 20, 40, and 60° of flexion are advocated. Full weight-bearing as tolerated is encouraged. Cryotherapy, patella mobilization, intermittent passive motion hydrotherapy, and closed chain exercises are included in a reasonably aggressive rehabilitation program. If additional meniscal repair has been performed or in the presence of severe concomitant capsular or ligamentous injuries, a dynamic knee brace is advocated for 6–12 weeks following surgery, according to the severity of the concomitant soft tissue injuries and the articular cartilage damage.

Acknowledgment. W. Rauschning, M.D., Ph.D. (Department of Orthopaedic Surgery, Academic University Hospital, S-75185 Uppsala, Sweden) provided the cryosectional anatomy slices. B. Carrel prepared the illustrations for publication. Lottie B. Applewhite and V. Oppliger (author's editors, Chapel Hill, NC. U.S.A. and Berne, Switzerland) reviewed the manuscript. This work has been supported by grant no. 32-39739.93 from the Swiss National Science Foundation.

References

1. Clancy WG, Shelbourne KD, Zoellner GB, Keene JS, Reider B, Rosenberg TD (1983) Treatment of knee joint instability secondary to rupture of the posterior cruciate ligament. J Bone Joint Surg [Am] 65:310–322
2. Clancy WG, Nelson DA, Reider B, Narechania RG (1982) Anterior cruciate ligament reconstruction using one-third of the patella ligament augmented by extraarticular tendon transfer. J Bone Joint Surg [Am] 65:353–359
3. McKernan DJ, Weiss JA, Deffner KT, Greenwald RM (1995) Tensile properties of gracilis, semitendinosus and patellar tendons from the same donor. Trans 41st Orthop Res Soc 20:39
4. Rosenberg ThD (1995) Endoscopic ACL reconstruction with quadrupled semitendinosus: results after two years. Presented at Sports Medicine 2000, Stockholm, Sweden
5. Blauth W (1984) Die zweizügelige Ersatzplastik des vorderen Kreuzbandes ans der Quadricepssehne. Unfallheilkunde 87:45–51
6. Stäubli H-U (1990) Technik der arthroskopisch assistierten Substitution mittels autologer Quadricepssehne. In: Jakob RP, Stäubli H-U (eds) Kniegelenk und Kreuzbänder. Springer, Berlin, pp 456–464
7. Stäubli H-U (1992) Arthroscopically assisted ACL reconstruction using autologous quadriceps tendon. In: Jakob RP, Stäubli H-U (eds) Cruciate ligaments. Springer, Berlin, pp 443–451
8. Fulkerson JP, Langeland R (1995) An alternative cruciate reconstruction graft: the central quadriceps tendon. Technical note. Arthroscopy 11:252–254
9. Stäubli HV, Schatzmann L, Brunner P, Rincón L, Nolte LP (1996) Quadriceps tendon and patellar ligament: cryosectional anatomy and structural properties in young adults. Knee Surg. Sports Traumatol, Arthroscopy 4:100–110
10. Blevins FT, Hecker AT, Bigler GT, Boland AL, Hayes WC (1994) The effect of donor age and strain rate on the biomechanical properties of bone-patellar tendon-bone allografts. Am J Sports Med 22:328–333
11. Butler DL, Kay MD, Stouffer DC (1986) Comparison of material properties in fascicle-bone units from human patellar tendon and knee ligaments. J Biomech 19:425–432
12. Cooper DE, Deng XH, Burstein AL, Warren RF (1993) The strength of the central third patellar tendon graft. A biomechanical study. Am J Sports Med 21:818–824
13. Howe JG, Johnson RJ, Kaplan MJ, Fleming B, Jarvinen M (1991) Anterior cruciate ligament reconstruction using quadriceps patellar tendon graft. Part I. Long-term follow-up. Am J Sports Med 19:447–457
14. Jones RS, Nawana NS, Pearcy MJ et al (1995) Mechanical properties of the human anterior cruciate ligament. Clin Biomech 10;9:339–341

15. Munns SW, Jayaraman G, Luallin SR (1994) Effects of pretwist on biomechanical properties of canine patellar tendon. Arthroscopy 10:404–411
16. Noyes FR, Butler DL, Grood ES, Zernicke RF, Hefzy MS (1984) Biomechanical analysis of human ligament grafts used in knee-ligament repairs and reconstructions. J Bone Joint Surg [Am] 66:3434–352
17. Takeda Y, Xerogeanes JW, Livesay GA, Fu FH, Woo SL-Y (1994) Biomechanical function of the human anterior cruciate ligament. Arthroscopy 10:140–147
18. Evans EJ, Benjamin M, Pemberton DJ (1990) Fibrocartilage in the attachment zones of the quadriceps tendon and patellar ligament of man. J Anat 171:155–162
19. Dye S (1993) Patellofemoral anatomy. In: Fox JM, DelPizzo W (eds) The patellofemoral joint. McGraw-Hill, New York, pp 1–12
20. Marshall JL, Warren RF, Wickiewicz TL et al (1979) The anterior cruciate ligament. A technique of repair and reconstruction. Clin Orthop 143:97–106
21. Scapinelli R (1967) Blood supply of the human patella. Its relation to ischemic necrosis after fracture. J Bone Joint Surg [Br] 49:563
22. Kohn D, Deiler S, Rudert M (1995) Arterial blood supply to the infrapatellar fat pad. Arch Orthop Trauma Surg 114:72–75
23. Rauschning W (1979) Serial cryosectioning of human knee specimens for a study of functional anatomy. Sci Tools 26:47–50
24. Woo SL-Y, Hollis JM, Adams DJ, Lyon RM, Takai S (1991) Tensile properties of the human femur-anterior cruciate ligament-tibia complex, the effects of specimen age and orientation. Am J Sports Med 19:217–225
25. Stäubli H U, Rauschning W (1994) Tibial attachment area of the anterior cruciate ligament in the extended knee position. Anatomy and cryosections in vitro complemented by magnetic resonance arthroscopy in vivo. Knee Surg Sports Arthroscopy 2:138–146
26. Stäubli H-U, Noesberger B, Jakob RP (1992) Stress radiography of the knee. Cruciate ligament function studied in 138 patients. Acta Orthop Scand 63 (Suppl 249):1–27
27. Woo SL-Y, Gomez MA, Woo YK, Akeson WH (1962) Mechanical properties of tendons and ligaments. II. The relationships of immobilization and exercise on tissue remodeling. Biorheology 19:397–408
28. Schatzmann L, Brunner P, Stäubli H-U (1998) Effect of cyclic preconditioning of the tensile properties of human quadriceps tendons and patelar ligaments. Knee Surg, Sports Traumatol, Arthrosc 6 [Suppl 1]:S56–S61

17 Bioresorbierbare Schrauben bei der arthroskopischen vorderen Kreuzbandplastik

T. Schwamborn und A. B. Imhoff

Einleitung

Der arthroskopische VKB-Ersatz mit Ligamentum Patellae-Transplantat hat sich in der operativen Therapie von VKB-Rupturen etabliert und weitestgehend die offene Operationstechnik über eine Arthrotomie abgelöst.

Ein wesentlicher Faktor der Transplantatstabilität und damit des Operationsergebnisses ist die Befestigung der Knochenblockenden.

Seit vielen Jahren etabliert ist die Fixation mittels Spongiosaschrauben oder auch Interferenzschrauben aus Metall, letztere im Besonderen aus Titan. Des weiteren werden auch Staples oder Buttons zur Befestigung der Transplantate eingesetzt.

Erst in der letzten Zeit werden zur Knochenblockfixation auch Schrauben aus resorbierbarem Material verwendet. Zur Verfügung stehen verschiedene Polymere unterschiedlicher Materialeigenschaften, in unserer Klinik werden Poly-L-Lactide-Acid-Schrauben (PLLA) zur Knochenblockfixation eingesetzt. Das Poly-L-Lactide zeigt gegenüber dem Polyglactine und den meisten anderen bioresorbierbaren Stoffen einen langsameren Abbau mit einer Resorptionszeit von 2 Jahren [2, 5, 12].

In der Literatur wird jedoch auch über Komplikationen bei Einsatz von bioresorbierbaren Material [3, 4, 6], vor allem bei PGA-Schrauben berichtet. Zu nennen sind Weichteilreaktionen, rezidivierende Ergußbildung, Synovitis und Fremdkörperreaktionen. Das Ziel unserer Studie war die Beurteilung des klinischen Ergebnisses im ersten postoperativen Jahr, desweiteren sollten mit Hilfe der Magnetresonanztomographie auch mögliche Komplikationen insbesondere Fremdkörperreaktionen aufgedeckt werden.

Material und Methode

In dem Zeitraum vom 01.01.1996 bis 31.12.1996 wurden 44 Patienten an 44 Knien mit einer arthroskopischen vorderen Kreuzbandersatzoperation versorgt, nicht zugelassen waren Revisionseingriffe und gleichzeitig durchgeführte Umstellungsosteotomien an Tibia oder Femur. Zur Rekonstruktion setzten wir autologe Ligamentum Patellae-Transplantate der gleichen Seite ein. Proximal wurde bei allen Patienten zur Fixation eine bioresorbierbare

Tabelle 1. Technische Details und Unterschiede der Interferenz-Schraube aus Titan mit der in unserer Klinik verwendeten Bioresorbierbaren Interferenz-Schraube aus PLLA (beide Arthrex; Arthrex Medizinische Instrumente GmbH, Karlsfeld, Deutschland). *Empfohlene Schraubengröße bei einem Knochenkanaldurchmesser von 10 mm tibial und femoral

	Titan-Interferenz-Schraube	Bio-Interferenz-Schraube
Länge	15–30 mm (5 mm-Schritte)	23 mm
Durchmesser	6–9 mm (1 mm-Schritte)	7–10 mm (1 mm-Schritte)
Standardgröße*	7 × 25 mm	7 × 23 mm
Schraubendesign	Kanüliert	Kanüliert
Führungsdraht	2 mm Durchmesser	1 mm Durchmesser
Gewindeschneiden	Selbstschneidend	Gewindeschneiden wird bei hartem Knochen empfohlen
Röntgen	Schattengebend	Nicht schattengebend
MRT	Störende metallische Artefakte	Problemlose Beurteilbarkeit des Knochenblocks
Transplantat-Schutzhülle	Generell empfohlen	Empfohlen bei Gewindeschneiden
Schraubenentfernung	Schraubendreher über Führungsdraht	Easy-Out-Ausdreher mit linksdrehendem Gewinde

Schraube verwendet. Distal setzten wir in 11 Fällen eine Bioschraube ein, 33mal wurde mit einer Titaninterferenzschraube fixiert.

Das Durchschnittsalter betrug 28 Jahre, bei der Geschlechterverteilung überwogen die Männer (n=30) gegenüber den Frauen (n=14).

Die Nachkontrolle wurde durchschnittlich 6 Monate (3–12 Monate) postoperativ durchgeführt. Bei allen Patienten wurden Nativ-Röntgenuntersuchungen in ap-Richtung, seitlichem Strahlengang und Patella Tangentialaufnahmen, sowie eine Magnetresonanztomographie angefertigt. Zur klinischen Bewertung wurde der IKDC-Bogen ausgefüllt, die ap-Translation mit dem KT 1000-Knie-Arthrometer im Seitenvergleich bestimmt. Zudem wurde der Lysholm-Score und der Tegner Activity Level ermittelt.

Resultate

Im IKDC-Score konnten 77% der Patienten im Endergebnis die Gruppe A oder B erreichen, 23% wurden mit C bewertet. Die Untergruppen Beweglichkeit und Symptomatik mußten lediglich bei je einem Patienten mit C bewertet werden (Abb. 1). Der Lysholm-Score betrug im Mittel 94 (+/–6) Punkte, die Stabilitätsmessung mit dem KT 1000-Knie-Arthrometer zeigte eine Seitendifferenz von 1,8 mm (range 0–7mm) (Abb. 2).

Das MRT konnte aufgrund der Nutzung von bioresorbierbaren Schrauben sehr gut beurteilt werden. Alle untersuchten Patienten zeigten ein in seiner ligamentären Struktur intaktes VKB-Transplantat. Die Beurteilung der Knochenblockenden ergab keinen Anhaltspunkt für eine Dislokation, eine Be-

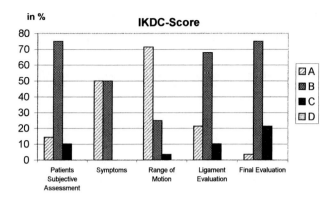

Abb. 1. IKDC-Score Auswertung in 4 Stufen A(normal)-D(severe abnormal) in Prozent

hinderung der ossären Integration durch den Absorptionsvorgang der Bio-Schrauben wurde nicht beobachtet (Abb. 3 und 4).

In der Kernspinuntersuchung zeigte sich in wenigen Fällen eine diskrete synoviale Irritation mit einer leichten Vermehrung der Gelenkflüssigkeit, eine Synovitis im eigentlichen Sinn konnte magnetresonanztomographisch jedoch nicht beschrieben werden. Zwei Hochleistungssportlerinnen wiesen ein klinisch asymptomatisches „Tibia Tunnel Widening" in Kombination mit einem Gelenkerguß bei der 3 Monatskontrolle auf, welcher jedoch bei der Halbjahreskontrolle auch im MRT nicht mehr nachweisbar war.

Diskussion

Die klinischen Ergebnisse sind vielversprechend und mit Resultaten der Interferenz- oder Spongiosaschraubenfixation aus der Literatur vergleichbar [1, 7].

Wir können aufgrund eigener Erfahrung die Benutzung der Bio-Schrauben zur Knochenblockfixation empfehlen, eine sichere Fixation vergleichbar der Titaninterferenzschraube [8, 9] ist erreichbar. Die Ausreißkraft weist im Vergleich keine großen Unterschiede auf (Tabelle 2), eine frühe ossäre Integration des Knochenblocks im femoralen und tibialen Tunnel wird durch die, bei der intraossären Fixationstechnik entstehenden, Kompressionskräfte beobachtet. Dies gilt gleichermaßen für das Metall- als auch das Bio-Implantat. Bekannte Komplikationen bei Einsatz bioresorbierbarer Materialien wie Fremdkörperreaktionen [3, 4, 6] wurden nicht verzeichnet. Dies liegt wahrscheinlich an der Nutzung des Poly-L-Lactide-Acid-Materials, d. h. dem Verzicht auf schnell resorbierbare Werkstoffe wie Polyglactine (PGA/PLA) oder Poly-D,L-Lactide-co-Polyglycolide (PDLLA/PGA) [10]. Bei diesen rascher resorbierbaren Polymeren und der damit verbundenen höheren Konzentration von Abbauprodukten pro Zeiteinheit ist die Möglichkeit des Auftretens von Fremdkörperreaktionen, Gelenkergüssen und Ausbildung von Knochen-

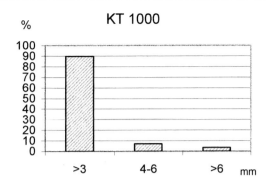

Abb. 2. KT 1000-Differenz zur gesunden Gegenseite in Millimetern

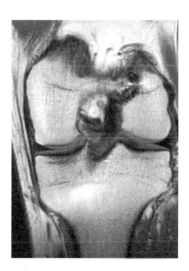

Abb. 3. MRT eines zum Zeitpunkt der Operation 24jährigen Patienten 12 Monate nach VKB-Ersatz, T1-gewichtet, gekippt koronare Schnittführung. Die PLLA-Interferenzschraube femoral ist in Resorption befindlich mit noch sichtbaren Schraubenresten, das VKB-Transplantat ist kräftig und vital

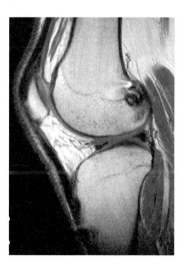

Abb. 4. MRT des gleichen Patienten, T1-gewichtet, in sagittaler Ebene geschnitten. Femoral ist eine nahezu vollständige ossäre Integration des Knochenblockes dokumentiert, es zeigen sich gut erkennbare Schraubenreste

Tabelle 2. Vergleich der Ausreißkraft der Interferenz-Schraube (Acufex; Acufex Microsurgical Inc., Mansfield, Massachusetts), der AO-Spongiosaschraube (Stratec; Stratec Medical, Obersdorf, Schweiz) und der Bio-Schraube (Biosciene, Tampere, Finnland) nach Kousa et al. [8]

Fixationsart	Ausreißkraft (in N)
Interferenz-Schraube 7 × 25 mm	1358±348
AO Spongiosaschraube 6,5 × 25 mm	1081±331
Bioresorbierbare SR-PLLA-Schraube 6,3 × 25 mm Gewindelänge	1211±362

zysten erhöht [12, 13, 14]. U. E. sollte ein bioresorbierbares Material verwendet werden, dessen Resorptionsdauer in der Regel mehr als 10–12 Monaten entsprechend Poly-L,D-Lactide (PDLLA) oder Poly-L-Lactide (PLLA) beträgt.

Revisionsoperationen wurden bislang in unserer Studiengruppe nicht notwendig. Ein wesentlicher Vorteil der Benutzung von bioresorbierbaren Schrauben besteht in der postoperativ jeder Zeit guten Beurteilbarkeit von Kernspinuntersuchungen [11]. Im weiteren ist für mögliche Revisionsoperationen i.d. Regel eine Schraubenentfernung nicht notwendig.

Der Hauptnachteil ist der Schraubenpreis, die Kosten der Bioschrauben übersteigen den Metallinterferenzschraubenpreis um ca. 70%.

In unserer Klinik wird seit einem Jahr daher routinemäßig zumindest proximal mit einer resorbierbaren Schraube fixiert, die distale Knochenblockverankerung kann u.E. kostengünstiger mit einer Interferenzschraube aus Titan durchgeführt werden. Vor dem Einsatz von bioresorbierbaren Schrauben sollte der Operateur unbedingt eine Beratung und Auskunft über die Materialbeschaffenheit und die Eigenschaften des Implantates durch den Hersteller einholen.

Literatur

1. Barber FA, Burton FE, McGuire DA, Paulos LE (1995) Preliminary results of an absorbable interference screw. Arthroscopy 11:537–548
2. Böstman OM, Paivarinta Y, Partio E et al. (1992) Degradation and tissue replacement of an absorbable polyglycolide screw in the fixation of rabbit femoral osteotomies. J Bone Joint Surg 74A:1021–1031
3. Edwards DJ, Hoy G, Saies D, Hayes MG (1994) Adverse reactions to an absorbable shoulder fixation device. J Shoulder Elbow Surg 3:230–233
4. Friden T, Rydholm U (1992) Severe aseptic synovitis of the knee after biodegradable internal fixation. A case report. Acta Orthop Scand 63(1):94–97
5. Gutwald R, Pistner H, Reuther J, Mühling J (1994) Biodegradation and tissue-reaction in a long-term implantation study of poly(L-lactid). J Mat Science: Materials in medicine 5:485–490
6. Hoffmann R, Weiler A, Helling H-J, Krettek C, Rehm KE (1997) Lokale Fremdkörperreaktionen auf biodegradierbare Implantate: Eine Klassifikation. Unfallchirurg 8:658–666

7. Imhoff AB, Marti C, Romero J (1997) Interference fixation in ACL reconstruction: metal versus bioabsorbable screws - a prospective study. Presented at 1st ISAKOS Congress, 11.-16. Mai 1997 in Buenos Aires, Argentinien
8. Kousa P, Jarvinen TL, Pohjonen T, Kannus P, Kotikoski M, Jarvinen M (1995) Fixation strength of a biodegradable screw in anterior cruciate ligament reconstruction. J Bone Joint Surg 77B:901-905
9. Kurosaka M, Yoshiya S, Andrish JT (1987) A biomechanical comparison of different surgical techniques of graft fixation in anterior cruciate ligament reconstruction. Am J Sports Med 15:225-229
10. Matsusue Y, Nakamura T, Suzuki S, Iwasaki R (1996) Biodegradable pin fixation of osteochondral fragments of the knee. Clin Orthop 322:166-173
11. Pihlajamaki H, Kinnunen J, Bostman O (1997) In vivo monitoring of the degradation process of bioresorbable polymeric implants using magnetic resonance imaging. Biomaterials 18:1311-1315
12. Pistner H, Gutwald R, Ordnung R, Reuther J, Mühling J (1993) Poly(L-lactide): a long-term degradation study in vivo. Part I, biological results. Biomaterials 14:671-677
13. Stähelin AC, Feinstein R, Friederich NF (1995) Clinical experience using a bioabsorbable interference screw for ACL reconstruction. Orthop Trans 19:287-288
14. Stähelin AC, Weiler AW, Rüfenacht H, Hoffmann R, Geissmann A, Feinstein R (1997) Clinical degradation and biocompatibility of different bioabsorbable interference screws: a report of six cases. Arthroscopy 13:238-244

18 Die arthroskopische hintere Kreuzbandrekonstruktion

F. Hoffmann

Einleitung

Die Ersatzplastik des hinteren Kreuzbandes bei isolierter posteriorer Knieinstabilität wird kontrovers diskutiert. Einigkeit besteht darüber, daß einfache posteriore Knieinstabilitäten (bis 5 mm posteriore Translation) konservativ behandelt werden.

Von Januar 1989–März 1995 haben wir 42 arthroskopische Ersatzplastiken des hinteren Kreuzbandes durchgeführt. Dabei wurde das von Friederich et al. als isometrisch beschriebene posteriore Schrägbündel des Lcp durch ein, mit einem LAD-Band verstärktes Transplantat aus dem zentralen Drittel des Ligamentum patellae ersetzt [1]. Mit dieser Technik ließen sich funktionell gute Ergebnisse erzielen (Anstieg des Lysholm-Scores von durchschnittlich 62 präoperativ auf 96 postoperativ und des Tegner-Scores von 2,8 auf 5,0). Die posteriore Translation verbesserte sich von durchschnittlich 10,3 mm präoperativ auf 2,8 mm postoperativ. In der IKDC Evaluation ergaben sich nach durchschnittlich 30 Monaten in 45% fast normale und in 55% abnormale Kniegelenke, keine normalen oder schwer abnormalen [3].

Die Tatsache, daß sich die posteriore Translation zwar vermindern, aber in der Regel nicht vollständig beseitigen läßt, führen wir u.a. darauf zurück, daß die breitflächigen Insertionspunkte und die Zweibündelarchitektur des Lcp mit dieser Technik nicht zu imitieren sind. Bei einem einzügeligen Transplantat kann nur ein schmaler Faseranteil wirklich isometrisch verlaufen. Große Anteile des Transplantats liegen außerhalb der Isometrie, wobei mit zunehmender postoperativer Beweglichkeit rasch der Bruchpunkt des Transplantats erreicht wird [8].

Seit Mitte 1995 verwenden wir deshalb bei einfachen posterioren Instabilitäten eine „single incision" – Doppeltunneltechnik des arthroskopischen Lcp-Ersatzes [4, 7]. Neuere Untersuchungen haben ergeben, daß die Reißfestigkeit der vierfach aneinander gelegten Semitendinosussehne etwa 3560 Newton und der gedoppelten Gracilissehne 1860 Newton beträgt [2]. Zudem weist die vierfache Semitendinosussehne einen Querschnitt auf, der dem des Lcp sehr nahe kommt. Das kräftigere antero-laterale Bündel des Lcp wird durch die vierfach aneinandergelegte, ipsi-lateral entnommene Semitendinosussehne und das postero-mediale Bündel durch die gedoppelte, mit einem LAD- oder PDS-Band augmentierte Gracilissehne ersetzt.

Operationstechnik

Unter Verwendung eines Beinhalters erfolgt in Oberschenkelblutleere eine Standardarthroskopie ggf. mit arthroskopischer Therapie der Knorpel- oder Meniskusläsionen. Die am femoralen Ursprung des Lcp verbliebenen Restfasern werden mit einem Bananenmesser abgelöst. Mit Hilfe eines, von einem hohen postero-medialen Zugang eingebrachten Bananenmessers werden die Kreuzbandreste, das Periost und Kapselanteile am tibialen Lcp-Ansatz abgetrennt (Abb. 1). Zusätzlich wird der tibiale Lcp-Ansatz mit speziellen, retrograd schneidenden Messern, Küretten und Feilen präpariert. Mit Hilfe eines Zielgerätes werden anschließend jeweils ein 6,5 mm Bohrtunnel für die gedoppelte Gracilissehne und ein 9 mm Bohrtunnel für die vierfache Semitendinosussehne von der medialen Tibiametaphyse zum dorsalen tibialen Ansatz des Lcp gebohrt (Abb. 2). Das Arthroskop wird in die antero-mediale Porta gewechselt und von einem tiefen antero-lateralen Zugang (knapp cranial des Oberrandes des Außenmeniskus) werden 2 blind endende Bohrtunnel am femoralen Ursprung des Lcp geschaffen und zwar mit einem Durchmesser von 6,5 mm für das postero-mediale und von 9 mm für das antero-laterale Bündel. Das Zentrum des Bohrloches für das posteriomediale Transplantat liegt 8 mm posterior der Knorpelgrenze des medialen Femurcondyl und 20 mm inferior zum Dach der Fossa intercondylica. Die entsprechenden Referenzpunkte für das anterolaterale Bündel sind 13 mm Abstand von der Knorpelgrenze und 13 mm zum Fossadach [6]. Vom Grund beider Bohrtunnel wird mit dem 4,5 mm Endobuttonbohrer bis zur medialen Cortikalis durchgebohrt (Abb. 3).

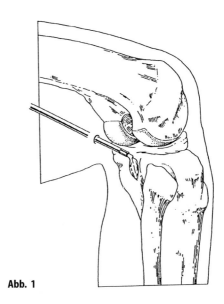

Abb. 1

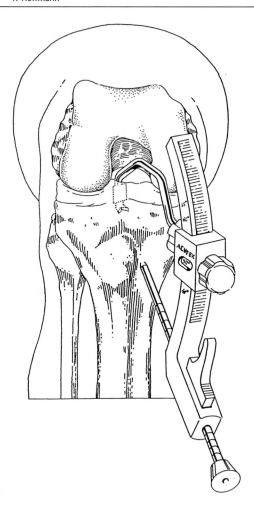

Abb. 2

In der Zwischenzeit wird die über eine 6 cm lange, schräg verlaufende Hautinzision medial der Tuberositas tibiae mit einem Sehnenstripper als freies Transplantat entnommene Semitendinosussehne vierfach aneinandergelegt und distal mit zwei 5 mm dicken Mersilenebändern und proximal mit insgesamt 3 Bunnel-artigen Durchflechtungsnähten der Stärke 2 und einer zusätzlichen Fixationsnaht der Stärke 3 armiert. Die Fäden werden proximal an einem Endobutton befestigt. Das vierfache Semitendinosustransplantat muß eine Gesamtlänge von mindestens 6 cm aufweisen, damit jeweils mindestens 1,5 cm des Transplantats in die Bohrtunnel eingezogen werden können [5]. In die doppelt aneinandergelegte Gracilissehne wird ein 5 mm breites PDS-Band so eingenäht, daß es vollständig von Sehnengewebe bedeckt ist. Die Aufhängung am Endobutton erfolgt mit Hilfe eines 5 mm Mersilenebandes. Mit Hilfe eines Gore-Smoothers wird zunächst das Gracilissehnentransplantat

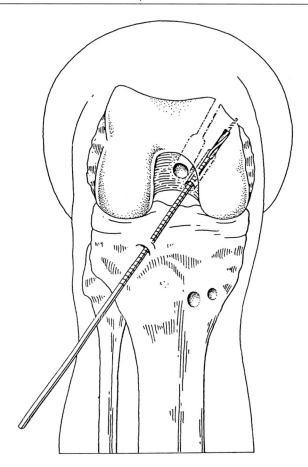

Abb. 3

von tibial nach femoral eingezogen, anschließend das Semitendinosustransplantat. Nach femoraler Verankerung mit Hilfe des Endobuttons wird das Gracilistransplantat mit dem Augmentationsband in Kniestreckung gespannt und mit Hilfe von Knochenklammern tibial fixiert. Danach erfolgt die Fixation des Semitendiosustransplantates mit Hilfe einer „suture disc", wobei eine Transplantatschlaufe in 70° und die anderen in 90°, jeweils in vorderer Schublade, geknüpft werden (Abb. 4).

Postoperativ wird das Bein auf eine PTS-Schiene gelagert und nach Entfernung der Redondrainagen mit passiven Bewegungsübungen und aktiver Krankengymnastik begonnen. Die Beugung wird für 4 Wochen auf 70° und für weitere 2 Wochen auf 90° durch eine Knieführungsorthese limitiert.

Diskussion

Den Vorteil dieser Methode sehen wir darin, daß damit die Zweibündelstruktur des Lcp mit den breitflächigen Insertionspunkten imitiert werden kann.

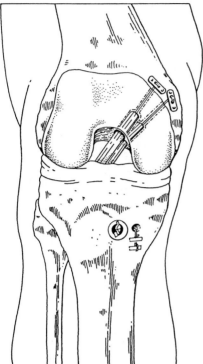

Abb. 4

Der Lcp-Ersatz ist über eine einzige, 6 cm lange tibiale Inzision möglich. Die Transplantate haben eine hohe initiale Reißfestigkeit, verfügen über einen großen Querschnitt, eine entsprechend große Kollagenmenge befindet sich im Gelenk und man verwendet Lcp-Antagonisten als Transplantate.

Bisher haben wir 28 Patienten in dieser Technik operiert.

Auch wenn es noch zu früh ist, dieses Operationsverfahren zu bewerten, handelt es sich unserer Meinung nach doch um eine interessante, neue arthroskopische Technik.

Literatur

1. Friederich NF, Müller W, O'Brien WR (1992) Klinische Anwendung biomechanischer und funktionell anatomischer Daten am Kniegelenk. Orthopäde 21:41–50
2. Hecker AT, Brown CH, Deffner KT, Rosenberg TD (1997) Tensile properties of young multiple stranded hamstrings grafts. Abstracts Specialty Day of the AOSSM, San Francisco CA, February 16
3. Hoffmann F, Reif G, Weis H (1996) Arthroscopically assisted reconstruction of PCL-deficient knees. Poster exhibit 7th Congress of the European Society of Sports Traumatology, Knee Surgery and Arthroscopy, Budapest, May 10–15

4. Kim S-J, Min B-H (1994) Arthroscopic intraarticular interference screw technique of posterior cruciate ligament reconstruction: One-incision technique. Arthroscopy 10:319–323
5. Miller MD, Olszewski AD (1997) Cruciate ligament graft intra-articular distances. Arthroscopy 13:291–295
6. Morgan CD, Kalman VR, Grawl DM (1997) The anatomic origin of the posterior cruciate ligament: Where is it? Reference landmarks for PCL reconstruction. Arthroscopy 13:325–331
7. Shino K, Nakagawa S, Nakamura N, Matsumoto N, Toritsuka Y, Natsu-ume T (1996) Arthroscopic posterior cruciate ligament reconstruction using hamstring tendons: One-incision technique with Endobutton. Arthroscopy 12:638–642
8. Stone JD, Carlin GJ, Ishibashi Y, Harner CD (1996) Assessment of posterior cruciate ligament graft performance using robotic technology. Am J Sports Med 24:824–828

19 Diagnostik und Therapie der posterioren und posterolateralen Knieinstabilität

N. F. Friederich und W. Müller

Einleitung

Anatomie und Pathophysiologie der posterolateralen Kniegelenksstrukturen sind komplex. Dasselbe gilt auch für die möglichen Verletzungsmuster. Dementsprechend sind die in der Literatur beschriebenen therapeutischen Ansätze vielschichtig, komplex und häufig auch kontrovers. Wir beschreiben die seit 20 Jahren in der Klinik für Orthopädische Chirurgie und Traumatologie des Bewegungsapparates am Kantonsspital Bruderholz gebräuchlichen diagnostischen und therapeutischen Ansätze, wie sie von Müller auch bereits 1982 publiziert worden sind [1]. Diese Behandlungsprinzipien haben sich an unserer Klinik seit 1978 an über 200 Fällen komplexer posteriorer und posterolateraler Instabilitäten bewährt.

Anatomie/Pathoanatomie

Zu der Anatomie der posterioren und der posterolateralen Strukturen bestehen in der orthopädischen Literatur viele Arbeiten [2-6]. Hier kann nur eine rudimentäre Auswahl gegeben werden. Übersichten finden sich bei Müller [1]. Zur Anatomie und Pathoanatomie der Popliteussehne haben Stäubli et al. wichtige, übersichtliche Präzisierungen publiziert [7-9].

Wie Markolf et al. in ihren experimentellen Arbeiten in-vitro zeigen konnten, können posterolaterale Instabilitäten zu erhöhten resultierenden Kräften am vorderen als auch hinteren Kreuzband führen [10, 11]. Jede forcierte Innenrotation der Tibia gegenüber dem Femur in Extensionsnähe führt zu erhöhten Spannungen im vorderen Kreuzband. Bei zusätzlich bestehender posterolateraler Instabilität nehmen die bei diesen Manövern messbaren Kräfte am vorderen Kreuzband noch deutlich zu.

Forcierte Aussenrotation der Tibia zwischen 45 und 90 Grad Flexion führt zu erhöhten Spannungen im hinteren Kreuzband. Bei zusätzlich bestehender posterolateraler Instabilität nehmen die bei diesen Manövern messbaren Kräfte am hinteren Kreuzband deutlich zu. Gollehon et al. unterstützten die Erkenntnisse von Markolf mit weiteren experimentellen Arbeiten in-vitro zur Rolle der posterolateralen Strukturen und des hinteren Kreuzbandes [12].

Nielsen et al. beleuchteten die stabilisierende Rolle der Popliteussehne im Experiment [13–15]. Veltri et al. beschrieben die Rolle der Kreuzbänder und der posterolateralen Strukturen anhand von in-vitro Experimenten mit sequentieller Durchtrennung der interessierenden Strukturen [16, 17].

Eine posterolaterale Instabilität führt also bei verschiedenen Kniebewegungen zu einer deutlich höheren Belastung des vorderen und/oder hinteren Kreuzbandes, setzt also diese Strukturen einem zusätzlichen und erhöhtem Verletzungsrisiko aus. Es ist deshalb zu fordern, dass posterolaterale Verletzungen bei rekonstruktiven Eingriffen am Kniegelenk mitversorgt werden müssen, um spätere Zusatzverletzungen am vorderen und/oder hinteren Kreuzband vermeiden zu können.

Eine mögliche „funktionelle" Einteilung der stabilisierenden Strukturen am Kniegelenk schlug Vidal et al. 1977 vor [18]: Kreisförmig angeordnet finden sich folgende „passive" Stabilisatoren:
1. Vorderes Kreuzband („Ligament croisé antérieur", Lca)
2. Laterales Seitenband („Ligament latéral externe", Lcl)
3. Poplieuseck („Point d'angle postéro-externe")
4. Äußere, hintere Kondylenkapselschale („coque condylienne externe")
5. Hinteres Kreuzband („Ligament croisé postérieur", Lcp)
6. Innere, hintere Kondylenkapselschale („Coque condylienne interne")
7. Semimembranosuseck („Point d'angle postéro-externe")
8. Mediales Seitenband („Ligament latéral interne", Lcm)

Uns interessieren bezüglich posteriorer und posterolateraler Instabilität vor allem die Strukturen 2 bis 5.

Diagnostik

Klinische Diagnostik. Eine klassische Beschreibung zur klinischen Diagnostik der posterioren und posterolateralen Instabilität findet sich bei Hughston et al. [19]. In dieser Arbeit werden die klassischen Zeichen der vermehrten passiven Aussenrotation der Tibia gegenüber dem Femur in Strecknähe beschrieben. Verfeinerungen und Präzisierungen dieser klinischen Tests wurden in der Folge von Loomer et al. für die posterolaterale Rotationsinstabilität beschrieben [20]. Eine gute Uebersichtsarbeit unter Berücksichtigung genauer radiologischer Parameter wurden von Stäubli et al. publiziert: „Grading the pivot shift" [21], sowie Messung der posterioren Instabilität in Extensionsnähe [22]. Cooper et al. untersuchte normale Kniegelenke unter Anästhesie bei Patienten, die sich einer nicht kniebezogenen Operation unterziehen mussten [23]. Er führte vier Tests durch:
- Aussenrotations-Recurvatum-Test nach Hughston,
- Posterolateraler Schubladentest
- Messung der passiven, forcierten Aussenrotation in verschiedenen Knieflexionsgraden,
- Reversed Pivot Shift Test.

In über 35% der „normalen" Kniegelenke wurde der Reversed Pivot Shift Test als abnormal klassifiziert, so dass dieser klinische Test nur zusammen mit anderen Tests (1–3) für die klinische Beurteilung miteinbezogen werden sollte. Shelbourne et al. beschrieben einen dynamischen Test, den „Dynamic posterior shift test" als mögliche klinische Untersuchungsvariante [24]. Ein weiterer dynamischer Test, der „Standing apprehension test" zur Diagnostik von posterolateralen Instabilitäten wurde von Ferrari et al. 1994 beschrieben [25].

Magnetresonanztomographie. Die Magnetresonanztomographie hat bezüglich der Diagnostik der posterioren und posterolateralen Verletzungen in vielen Bereichen die Arthroskopie abgelöst/ablösen können [26]. Natürlich können bei einer MRT-Untersuchungen in der Regel keine dynamischen Effekte untersucht werden, wie dies bei der Arthroskopie möglich ist. Andererseits bleiben doch einige der Verletzungen im posterolateralen Kniegelenksbereich der arthroskopischen Sicht verborgen. Twaddle et al. führten hierzu eine prospektiv kontrollierte Untersuchung durch und verglichen die MRT Befunde mit klinischen und intraoperativen Befunden [27]. Wenn immer möglich kombinieren wir deshalb an unserer Klinik diese diagnostischen Möglichkeiten: Ausführliche klinische Untersuchung, festgehalten mit dem OAK-Score [28] und dem IKDC-Score [29]. Die graphische Beurteilungsmöglichkeit mit dem OAK-Score gefällt uns hier in der Regel besser. Die MRT-Untersuchung kann wichtige zusätzliche Hinweise geben [30]. Dies auch unter Berücksichtigung der Tatsache, dass die Korrelation der MRT-Befunde mit der Klinik nicht immer einfach fällt, wie LaPrade et al. zeigen konnten [31]. Mit dem Einsatz der Skelettszintigraphie in der akuten Phase haben wir weniger Erfahrung [32, 33].

Perioperativ wird das Arthroskop eingesetzt, um gewisse Befunde zu erhärten und die perioperative Behandlungstaktik definitiv festlegen zu können [34].

Konservative Therapie:

In vielen Fällen kommt es trotz Reduktion der Aktivitäten und Einschränkungen der Patienten zu stark behindernden Instabilitäten [32]. Auch mit Schienen, Orthesen etc. kann kaum eine befriedigende Lösung gefunden werden.

Operative Therapie

Anspannen der Popliteussehne. Nach vielen Autoren u. a. Bousquet et al. [35], wie auch nach Müller [1] bildet die Popliteussehne den wichtigsten posterolateralen Koordinator. Dies konnte auch in der kleinen Uebersichtsarbeit und im Fallbericht von Nakhostine et al. bestätigt werden [36]. Die Rekonstruktion der Popliteussehne, d.h. auch deren Anspannung bildete denn auch einen der Eckpfeiler vieler chirurgischer Behandlungen [37].

Das Stammstück bildet die Popliteussehne. Sowohl ihr Verlauf als auch ihre „Qualität" muß anlässlich der chirurgischen Therapie beurteilt werden. In der Regel ist die Popliteussehne bei einer posterolateralen Instabilität überdehnt und im Bereich ihrer intraartikulären Passage kurz vor ihrer Insertionsstelle am Femur auch verdünnt. Dies paßt zu den Feststellungen bei frischen Verletzungen, da gerade dort meistens hämorrhagische Suffusionen und Ueberdehnungen vorliegen.

Wenn die Sehne im Hiatus und im distalen Abschnitt bis zum Muskel gut ist, wird der femorale Ansatz der überdehnten Sehne in der Form eines kleinen Blöckchens von 7–10 mm Breite und 10–15 mm Länge ausgemeisselt. Je nachdem kann dieser Block um 180° gedreht und über die darunter nachgezogene Sehne im alten Bett wieder festgeschraubt werden. Damit wird sie in der Regel um ca. 1,5 cm gespannt. Dies genügt in meisten Fällen.

In den Fällen, in denen diese Drehung nicht genügt, wird das Blöckchen noch weiter gegen ventral proximal versetzt. Die nachfolgende Sehne wird im früheren Bett mit transossären Nähten befestigt.

Auch das laterale Seitenband (Lcl) kann auf diese Weise mit einem Block nach proximal gespannt werden. Da die Verlaufsrichtungen dieser beiden Strukturen verschieden sind, empfiehlt es sich, jeweils zwei getrennte Blöcke zu entnehmen, damit man für jeden den idealen Platz finden kann.

Verstärkungs- oder Ersatzplastiken für die Popliteussehne („Bypass"). Die Rekonstruktion des Popliteusecks ist selten eine Operation für sich allein. Es handelt sich entweder um einen posterolateralen Zusatz bei der Operation einer kombinierten Instabilität, bei welcher neben anteromedialer und anterolateraler auch eine posterolaterale Instabilität besteht, oder um die posterolaterale Rekonstruktion als Teil der globalen hinteren Instabilität, bei welcher das hintere Kreuzband und das mediale Seitenband ebenfalls rekonstruiert werden müssen.

Ist die Popliteussehne schwer geschädigt, dann legen wir ihr einen sogenannten „Bypass" an. Bei fehlender Sehne bilden wir auf die gleiche Weise einen direkten Ersatz. Als Entnahmestelle für einen solchen Bypass stehen uns zwei Möglichkeiten zur Verfügung:

1. Aus dem Tractus iliotibialis (Abb. 1): Es wird ein am Tuberculum von Gerdy gestielter, 1–1,5 cm breiter Streifen nach proximal zu ausgeschnitten. Die benötigte Länge wird bestimmt, indem man vom Tuberculum von Gerdy einen Faden an der Tibia vorbei nach hinten bis auf die Höhe des Hiatus popliteus legt und ihn von dort in die Verlaufsrichtung der Popliteussehne bis vorne oben ans Femur umleitet. Der Streifen wird sicherheitshalber 2 cm länger proximal abgetrennt und vorübergehend nach ventral distal umgelegt. Dann wird durch den Tibiakopf mit dem 4.5 mm Bohrer von vorne nach hinten ein Tunnel für den Streifen geschaffen. Das hintere Loch sollte genau un-

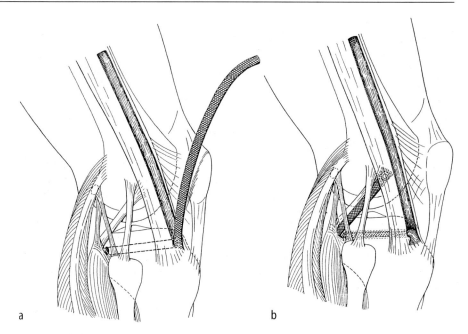

Abb. 1. „Popliteusbypass" aus einem gestielten Streifen des ventralen Anteils des Tractus iliotibialis. (Aus [1], mit freundlicher Genehmigung des Autors und des Verlags)

terhalb des Tibiaplateauknorpels, unmittelbar lateral anschließend an den Sulcus der Popliteussehne liegen.

Nun zieht man den Tractusstreifen durch diesen Tunnel und durch das darüber liegende, zum Komplex des Lig. arcuatum gehörende Gewebe, nach hinten, webt ihn parallel zur Popliteussehne in die laterale Kapsel und zieht ihn ins Insertionsgebiet der Popliteussehne am Femur hoch. Dort wird er zusammen mit der evtl. noch existierenden Restsehne, wie oben beschrieben, gespannt und transossär verankert oder mit einem Knochenblock verschraubt. Mit dieser Transplantatführung wird auch das erschlaffte Ligamentum arcuatum an einer wesentlichen Stelle hinten an den Tibiakopf refixiert.

Der Weg in der Kapsel wird am besten stumpf mit einer gebogenen Klemme von ventral proximal nach dorsal distal gesucht, so daß man mit dieser Klemme gleich den Transplantatstreifen nach oben ziehen kann.

Das Transplantat sollte im ganzen Verlauf ringsum gedeckt sein und darf im Hinblick auf die Revitalisierung und den anschließenden Umbau auch intraartikulär keinen freien Verlauf haben. Diese Plastik hat nur dann Aussicht auf Erfolg, wenn das Neoligament, ohne zu erschlaffen und ohne Ueberdehnung, allen Bewegungen des Kniegelenks gut folgen kann.

Das Entnahmebett im Tractus muß in der frei passierenden vorderen Hälfte desselben liegen, damit die normalen femorotibialen Außenstrukturen nicht geschwächt werden. Das Bett wird anschließend mit resorbierbaren und vereinzelten nicht-resorbierbaren Fäden vernäht.

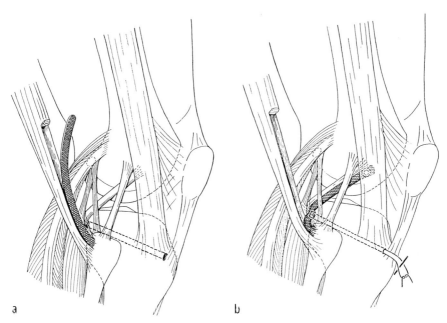

Abb. 2. „Popliteusbypass" aus einem gestielten Streifen aus der Bizepssehne. Auf der Strecke von der Fibula bis zur Tibia wird damit auch ein Abschnitt aus der Ligamentum arcuatum-Verbindung wiederhergestellt. Das Ligamentum arcuatum wir durch den „Bypass-Streifen mitgefasst. Auf diese Weise kann auch der pathologische meniskotibiale Rezessus, welcher bei der Ventralisation der Tibia posterolateral entsteht, wieder verschlossen werden. (Aus [1], mit freundlicher Genehmigung des Autors und des Verlags)

2. Aus der Bizepssehne (Abb. 2): Wenn der Tractus nicht verwendet werden kann oder nicht geschwächt werden sollte, kann aus der Bizepssehne nach der Längenmessung mit dem Faden ein an der Fibula gestielt belassener Streifen präpariert werden. Er muß lang und stark genug, d.h. 1/3 bis halb so dick wie die Sehne sein. Dieser Streifen wird von der Fibulaspitze in ein stumpf vorbereitetes Bett zur Tibia hinüber genommen, genau an jenen Ort unterhalb des Plateauknorpels direkt neben dem Sulcus der Popliteussehne, wo auch bei der vorher beschriebenen Technik das hintere Bohrloch an der Tibia liegt. (Das Lig. arcuatum wird so automatisch zur Refixation an die Tibia mitgefaßt.) Dort wird dieser Bizepsstreifen nach Anfrischen des Knochens mit einer transossären Naht durch den Tibiakanal oder mit einer Schraube und Zackenscheibe so verankert, daß sein freier Teil anschließend, genau wie oben beschrieben, parallel zur Popliteussehne stumpf durch die Kapsel an das Femur hinauf gezogen werden kann. Seine Verankerung erfolgt ebenfalls durch transossäre Naht oder durch Verschraubung mit dem Knochenblock am Femur. Die Entnahmestelle wird darauf nur mit resorbierbarem Faden verschlossen.

Das Lig. coronarium und der laterale Meniskus (Abb. 3): Bevor nun der weitere Verschluß im Bereich des Popliteusecks vorgenommen wird, muß man sich

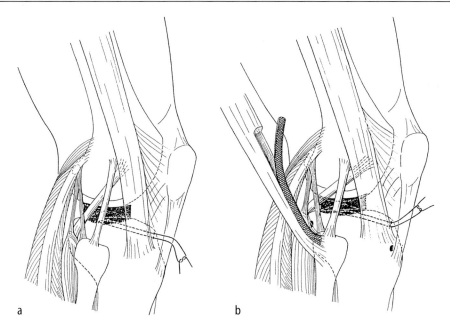

Abb. 3. a Befestigung des lateralen, koronaren Meniskusligaments. Liegt gleichzeitig ein Ausriss von Segond mit Knochen vor, dann sind die genau unter dem koronaren Meniskusligament liegenden Bandeinstrahlungen des von hinten mit Zügen des Bizeps kommenden Ligamentum arcuatum und die von proximal zum hinteren Tibiakopf ziehenden dorsalen Tractuszüge mitzufassen. **b** Bei allen peripheren Rekonstruktions- und Ersatzoperationen, wie z.B. Popliteusbypass und Ersatz des Ligamentum collaterale laterale, muss auch die tiefe Schicht mitrekonstruiert werden. Diese Rekonstruktion umfaßt die Kapsel und das Ligamentum arcuatum dorsal an der Tibia, die laterale Meniskusrefixation und die Fixation der Bandzüge, wie sie mit dem Fragment von Segond ausreissen. Man vergesse dabei die Refixation des Ligamentum arcuatum nach proximal nicht, wo dieses zusammen mit der lateralen Gastrocnemiussehne zum Femur zieht. (Aus [1], mit freundlicher Genehmigung des Autors und des Verlags)

vergewissern, ob die meniskotibialen Fasern noch genügend an der Tibia verankert sind. Ist diese Verbindung zu locker, dann wird die Tibia im Insertionsgebiet derselben angefrischt und das laterale koronare Ligament, wenn nötig, mit transtibialen Nähten von hinten nach vorn wieder regulär befestigt. Für die Passage dieser Nähte durch das Plateau genügen 2-mm-Bohrlöcher, durch welche man mit der Kanülendrahttechnik die Fäden durchziehen und vorn verknoten kann.

Das Ligamentum arcuatum: Sind Popliteussehne und Meniskus regelrichtig refixiert, dann folgt darüber die bestmögliche Rekonstruktion des oft schwer zu identifizierenden Ligamentum arcuatum-Komplexes. Am besten findet man die alten Läsionen, wenn man sich die Lokalisationsmöglichkeiten der frischen Risse vor Augen hält.
- Bei der akuten Verletzung ist der Komplex des Lig. arcuatum am häufigsten an der Tibia abgelöst. Man kann ihn dort auch sekundär nach Anfri-

schung direkt unterhalb des Plateauknorpels vom hinteren Kreuzband her bis zur Fibula hin transossär wieder an die Tibia fixieren.
- Liegt der alte Abriß gemeinsam mit jenem der lateralen Gastrocnemiussehne ganz oben am Femur, so erfolgt die Refixation am besten nach Anfrischung transossär am Femur. Bei schwerer Ueberdehnung kann der Ansatz sogar etwas nach proximal verschoben werden. Die Extension muß aber ungehindert gewährleistet bleiben. Die in einem solchen Fall über das knöcherne Wundbett nach proximal gezogene Sehne mit der Kapsel kann sich dann unmittelbar oberhalb des Knorpels wieder mit dem Knochen verbinden und erhält so eine größere Insertionsfläche am Femur.

Diese Bandzüge stellen unter sich ein Art Dreieck dar und stabilisieren lateral bei Rotationsbewegungen der Außenseite. Diese beiden Bandabschnitte können durch eine vertiefte Verankerung in der Fibula und eine bessere Verbindung mit der breiten Popliteussehne wieder unter Spannung gesetzt werden.

Das hintere Kreuzband: In der Regel ist bei diesen großen Außenverletzungen das hintere Kreuzband mitverletzt. Seine Rekonstruktion muß vor den oben genannten Maßnahmen in der Peripherie gesichert sein.
- Refixation/Naht: Die Darstellung des tibialen Lcp-Endes ist mit einem geeigneten Zugang gut möglich, so daß man es mit einer Naht „through the bottom" fassen und transossär zum Knoten nach vorn führen kann.
- Rekonstruktion: Verschiedene Materialien bieten sich zum Ersatz an. Da in der Regel wegen der oben beschriebenen Rekonstruktion der lateralen und posterolateralen Strukturen offen operiert werden muss, kann auch das hintere Kreuzband offen versorgt werden. Wir verwenden das mittlere Drittel der Patellarsehne oder die Quadricepssehne, die eine sehr kräftiges Sehnenmaterial hergibt. Gute Erfahrungen haben wir mit dem vereinfachten Zugang zum tibialen Ansatz des hinteren Kreuzbandes gemacht, wie er von Burks et al. beschrieben worden ist [37], und auch von A. Gächter, St. Gallen und K. P. Benedetto, Innsbruck (mündliche Mitteilungen) verwendet wird.

Rekonstruktion des Lig. collaterale laterale (Abb. 4): Dieses Ligament kann sowohl proximal durch Versetzung eines Knochenblocks als auch distal durch Versenkung in die Fibula gespannt werden. In seltenen Fällen muß es nach distal und proximal gleichzeitig wieder gespannt werden (ehemaliger Abriß „en deux etages"). Wenn es ersetzt werden muß, dann kann man wie beim Popliteus-Bypass ein Drittel bis die Hälfte der Bizepssehne nehmen, an der Fibula gestielt lassen und im regulären Verlauf des Lcl ans Femur hinaufziehen. Vor der Verankerung am Knochen muß das Transplantat ringsum in vitales Gewebe eingebettet werden. Diese Technik empfiehlt sich auch deshalb, weil der Bizeps nach Kaplan [39] und anderen das Ligamentum collaterale laterale dynamisiert. Mit dieser Methode bleibt das Neoligament mit dem

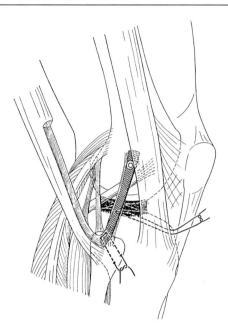

Abb. 4. Ersatz des Ligamentum collaterale laterale mit einem gestielten Streifen aus der Bizepssehne. Auch dieses ersatzplastische Vorgehen ist in der Regel nur Teil der komplexen Rekonstruktion der posterolateralen Seite des Kniegelenkes. (Aus [1], mit freundlicher Genehmigung des Autors und des Verlags)

Bizeps in Verbindung, und damit kann auch die Dynamisierung nach dem physiologischen Grundmuster weiter beibehalten werden.

Osteotomien

Der Stellenwert der Osteotomie in der Behandlung der komplexen posterioren und posterolateralen Knieinstabilität ist unbestritten. Diese Massnahme gehört wie die oben aufgeführten zum „Menu à la carte" bei der operativen Behandlung dieser schwierig zu beherrschenden Instabilitäts-Probleme. Welche der verschiedenen beschriebenen Techniken angewendet wird, ist für das Resultat nicht so entscheidend, wie die Frage zu welchem Zeitpunkt der Behandlung, in welchem Ablauf die Osteotomie zum Einsatz kommt: Soll
- zuerst osteotomiert, dann ligamentär rekonstruiert werden? Begründung: Die ligamentäre Rekonstruktion wird vor dem „ausleiern" geschützt: Befürworter dieser Technik sind in vielen Fällen wir.
- zuerst ligamentär rekonstruiert werden und dann in einem zweiten Schritt die dann noch notwendige ossäre Korrektur durchgeführt werden? – Befürworter dieses Vorgehens betonen den Vorteil, dass damit Ueberkorrekturen vermieden werden können.

- Andere befürworten die gleichzeitige ligamentäre Rekonstruktion und ossäre Achsenkorrektur, bei vorderen wie auch bei hinteren kombinierten Instabilitäten [40–44] Dies ist jedoch ein technisch anspruchsvolles Vorgehen, welches eine metikulöse Planung des operativen Vorgehens und ein erfahrenes OP-Team bedingt. Auch die postoperative Betreuung muss kompetent gewährleistet sein.

An unserer Klinik hat sich folgendes Vorgehen eingebürgert:
- bei frischen Läsionen werden möglichst alle ligamentäre Rekonstruktionsmöglichkeiten ausgeschöpft und die Stabilität wiederhergestellt. Je nach klinischem Verlauf kann dann in einer zweiten Sitzung eine Korrekturosteotomie (valgisierend, evtl. auch antekurvierend) angeschlossen werden. Die Osteotomie kann am Tibiakopf lateral zuklappend, oder medial aufklappend mit Beckenspan oder mit Kallusdistraktion nach Ilizarov (unter Verwendung eines unilateralen Fixateur externes) erfolgen. Die Kallusdistraktionsmethode hat den Vorteil, dass das Ausmass der Korrektur „dosiert" und individuell angepasst werden kann, was bei zuklappenden Methoden in der Regel nicht im gleichen Ausmasse der Fall ist.
- Bei älteren Läsionen und insbesondere bei mehrfach voroperierten Fällen beginnen wir in der Regel mit der ossären Korrektur (auch hier häufig medial aufklappend, mit Kallusdistraktion) und kombinieren die Entfernung der Schanz-Schrauben mit der Rekonstruktion des hinteren Kreuzbandes und den posterolateralen Rekonstruktionen.

Nicht allzu selten erreicht man bereits mit der ossären Korrektur alleine eine gute subjektive „Stabilität". Es erübrigt sich dann in vielen Fällen eine weitere ligamentäre Korrektur.

Literatur

1. Müller W (1982) Das Knie: Form, Funktion und ligamentäre Wiederherstellung. Springer Verlag, Heidelberg
2. Friederich NF, O'Brien WR (1990) Funktionelle Anatomie der Kreuzbänder. In: Jakob RP, Stäubli HU, eds. Kniegelenk und Kreuzbänder. Springer Verlag, Berlin, Heidelberg, New York, Tokyo
3. Friederich NF, Müller W (1991) Biomechanics, treatment and rehabilitation of cruciate ligament injuries. Current Opinion in Orthopaedic 2:757–763
4. O'Brien WR, Friederich NF (1994) Fiber Recruitment of the Cruciate Ligaments. In: Feagin JA Jr, ed. The Crucial Ligaments, 2nd ed. New York: Churchill Livingstone 307–317
5. Friederich NF (1993) Kniegelenkfunktion und Kreuzbänder. Orthopaede 22:334–342
6. Friederich NF, Vuilleumier B, Müller W (1994) La reconstruction des lésions postérieures et postéro-externes du genou. J Traumatol Sport 11:223–229
7. Stäubli H-U, Birrer St (1990) Die Popliteussehne und ihre Faszikel im Hiatus popliteus: Arthroskopische funktionelle Anatomie mit und ohne Insuffizienz des vorderen Kreuzbandes. In: Jakob RP, Stäubli HU, eds. Kniegelenk und Kreuzbänder. Anatomie, Biomechanik, Klinik, Rekonstruktion, Komplikationen, Rehabilitation, Springer Verlag, Heidelberg, S 507–513

8. Stäubli H-U, Birrer St (1990) The popliteus tendon and its fascicles at the popliteal hiatus: Gross anatomy and functional arthroscopic evaluation with and without anterior cruciate ligament deficiency. Arthroscopy 6:209–220
9. Stäubli H-U, Rauschning W (1991) Popliteus tendon and lateral meniscus. Gross and multiplanar cryosectional anatomy of the knee. Am J Knee Surg 4(3):110–121
10. Wascher DC, Markolf KL, Shapiro MS, Finerman GAM (1993) Direct in vitro measurement of forces in the cruciate ligaments. Part 1: The effect of multiplane loading in the intact knee. J Bone Joint Surg [Am] 75:377–386
11. Markolf KL, Wascher DC, Finerman GAM (1993) Direct in vitro measurement of forces in the cruciate ligaments. Part II: The effect of section of the posterolateral structures. J Bone Joint Surg [Am] 75:387–394
12. Gollehon DL, Torzilli PA, Warren RF (1987) The role of the posterolateral and cruciate ligaments in the stability of the human knee. J Bone Joint Surg [Am] 69:234–242
13. Nielsen S, Ovesen J, Rasmussen O (1985) The posterior cruciate ligament and rotatory knee instability. An experimental study. Arch Orthop Trauma Surg 104:53–56
14. Nielsen S, Helmig P (1986) The static stabilizing function of the popliteal tendon in the knee. An experimental study. Arch Orthop Trauma Surg 104(6):357–362
15. Nielsen S, Helmig P (1986) Posterior instability of the knee joint. An experimental study. Arch Orthop Trauma Surg 105(2):121–125
16. Veltri DM, Deng X-H, Torzilli PA, Warren RF, Maynard MJ (1995) The role of the cruciate and posterolateral ligaments in stability of the knee. A biomechanical study. Am J Sports Med 23(4):436–443
17. Veltri DM, Deng X-H, Torzilli PA, Maynard MJ, Warren RF (1996) The role of the popliteofibular ligament in stability of the human knee. A biomechanical study. Am J Sports Med 24(1):19–27
18. Vidal J, Buscayret C, Fassio B, Escare P (1977) Traitement chirurgical des entorses graves récentes du genou. Revue de chirurgie orthopédique63:271–283
19. Hughston JC, Norwood LA (1980) The posterolateral drawer test and external rotational recurvatum test for posterolateral rotatory instability of the knee. Clin Orthop Rel Res 147:82–87
20. Loomer RL (1991) A test for knee posterolateral rotatory instability. Clin Orthop Rel Res 264:235–238
21. Jakob RP, Stäubli H-U, Deland JT (1987) Grading the pivot shift. J Bone Joint Surg [Br] 69-B(2):294–299
22. Stäubli H-U, Jakob RP (1990) Posterior instability of the knee near extension. J Bone Joint Surg [Br] 72B(2):225–230
23. Cooper DE (1991) Tests for posterolateral instability of the knee in normal subjects. Results of examination under anesthesia. J Bone Joint Surg [Am] 73A:30–36
24. Shelbourne KD, Benedict F, McCarroll JC, Rettig AC (1989) Dynamic posterior shift test: An adjuvant in evaluation of posterior tibial subluxation. Am J Sports Med 17(2):275–277
25. Ferrari DA, Ferrari JD, Coumas J (1994) Posterolateral instability of the knee. J Bone Joint Surg (Br) 76:187–192
26. Jung T, Rodriguez M, Augustiny N, Friederich NF, Von Schulthess GK (1988) 1.5 T MRI, arthrography and arthroscopy in the evaluation of knee lesions. ROFO Fortschr Geb Rontgenstr Nuklearmed 148(4):390–393
27. Twaddle BC, Hunter JC, Chapman JR, Simonian PT, Escobedo EM (1996) MRI in acute knee dislocation. A prospective study on clinical, MRI and surgical findings. J Bone Joint Surg [Br] 1996; 78B:573–579
28. Müller W, Biedert RM, Hefti FL, Jakob RP, Munzinger U, Stäubli H-U (1988) OAK Knee Evaluation. A new way to assess knee ligament injuries. Clin Orthop Rel Res 232:37–50
29. Hefti FL, Müller W, et al (1993) Heutiger Stand der Evaluation von Kniebandläsionen. Orthopaede 22:351–362
30. Kim YC, Chung IH, Yoo WK, Suh JS, Kim SJ, Park CI (1997) Anatomy and magnetic resonance imaging of the posterolateral structures of the knee. Clin Anat 10(6):397–404

31. LaPrade RF, Terry GC (1997) Injuries to the posterolateral aspect of the knee. Association of anatomic injury patterns with clinical instability. Am J Sports Med 25(4):433–438
32. Dye SF, Chew MH (1993) Restoration of osseous homeostasis after anterior cruciate ligament reconstruction. Am J Sports Med 21(5):748–750
33. Dye SF, Chew MH (1993) The use of scintigraphy to detect increased osseous metabolic activity about the knee. Instructional course lecture, AAOS. J Bone Joint Surg [Am] 75:1388–1406
34. LaPrade RF (1997) Arthroscopic evaluation of the lateral compartment of knees with grade 3 posterolateral knee complex injuries. Am J Sports Med 25(5):596–602
35. Bousquet G, Charmion L, Passot JP, Girardin P, Relave M, Gazielly D (1986) Stabilisation du condyle externe du genou dans les laxités antérieures chroniques. Importance du muscle poplité. Revue de chirurgie orthopédique 72:427–434
36. Nakhostine M, Perko M, Cross MJ (1995) Isolated avulsion of the popliteus tendon. J Bone Joint Surg (Br) 77:242–244
37. Bousquet G, Girardin P, Cartier JL, de Jesse A, Eberhard P (1988) Surgical treatment of chronic rupture of the posterior cruciate ligament. A propos of 78 cases. Rev Chir Orthop 74(2):188–190
38. Burks RT, Schaffer JJ (1990) A simplified approach to the tibial attachment of the posterior cruciate ligament. Clin Orthop 254:216–219
39. Kaplan EB (1958) The iliotibial tract. Clinical and morphological significance. J Bone Joint Surg [Am] 40:817–832
40. Noyes FR, Barber SD, Simon R (1993) High tibial osteotomy and ligament reconstruction in varus angulated, anterior cruciate ligament-deficient knees. A two- to seven-year follow-up study. Am J Sports Med 21(1):2–12
41. Lobenhoffer P, Gogus A, Koch H (1993) [Replacement of the posterior cruciate ligament and Clancy biceps tenodesis. Technique and results]. Orthopade 22:414–420
42. Neuschwander DC, Drez D, Paine RM (1993) Simultaneous high tibial osteotomy and ACL reconstruction for combined genu varum and symptomatic ACL tear. Orthopedics 16(6):679–684
43. Dejour H, Neyret P, Boileau P, Donell ST (1994) Anterior cruciate reconstruction combined with valgus tibial osteotomy. Clin Orthop 299:220–228
44. Boss A, Stutz G, Oursin C, Gächter A (1995) Anterior cruciate ligament reconstruction combined with valgus tibial osteotomy (combined procedure). Knee Surg Sports Traumatol Arthroscopy 3:187–191

20 Die kombinierte vordere und hintere Kreuzbandruptur

V. Martinek, G. Steinbacher, N. F. Friederich und W. Müller

Einleitung

Gleichzeitige Rupturen des vorderen (VKB) und hinteren (HKB) Kreuzbandes sind Verletzungen, die mit zusätzlichen Läsionen am Kniegelenk vergesellschaftet sind [8]. Häufig handelt es sich bei diesen seltenen und schwerwiegenden Verletzungen um Knieluxationen, die zum Teil primär übersehen werden [13] und sekundär durch eine nicht kompensierbare Instabilität des Kniegelenkes auffallen [2, 10, 11]. Die Behandlung richtet sich individuell nach der Komplexität der Verletzungen und muß auch die Gefäß-Nerven-Läsionen (A. poplitea, N. peroneus) einbeziehen [9, 11].

Die Therapie komplexer Knieinstabilitäten mit gleichzeitiger VKB-/HKB-Insuffizienz stützt sich nur auf eine kleine Zahl retrospektiver Arbeiten [2, 6, 8, 9, 10, 11, 12, 13], deren Vergleich aufgrund kleiner Patientenzahlen und der Verletzungsvariabilität nur schwer möglich ist.

In der vorliegenden retrospektiven Studie wird die Erfahrung der letzten 25 Jahre an der Orthopädischen Klinik im Kantonsspital Bruderholz bezüglich der Therapie und Prognose der kombinierten VKB-/HKB-Läsionen vorgestellt.

Patienten und Methoden

Im Zeitraum von 1977 bis 1996 wurden insgesamt 55 Patienten mit gleichzeitiger VKB-/HKB-Insuffizienz behandelt und deren prä- sowie intraoperativer Status sorgfältig dokumentiert. Es handelte sich dabei um 1 isolierte VKB-/HKB-Ruptur und 54 komplexe, zusätzliche Strukturen betreffende Kniegelenksverletzungen. Nur in 17 Fällen wurde eine Kniegelenksluxation registriert, neurovaskuläre Läsionen (N. peronaeus) traten bei 3 Patienten auf.

Ein klinisches und radiologisches Follow-up konnte bei 40 Patienten (9w, 31m), im Alter (Operationszeitpunkt) von 29,4 Jahre [von 12 bis 55], durchschnittlich 5,0 Jahre [von 1 bis 14] postoperativ durchgeführt werden. In 32 Fällen handelte es sich um frische (<30 Tage) und in 8 Fällen um alte (>30 Tage), mit VKB-/HKB-Ruptur kombinierte Knieverletzungen, von denen 38 operativ behandelt wurden. Die komplette Nachuntersuchung beinhaltete die

Tabelle 1. Begleitverletzungen bei kombinierten VKB-/HKB-Rupturen

Läsion	(%)
med. Meniskus	32,5
lat. Meniskus	32,5
med. Kollateralband	77,5
lat. Kollateralband	27,5
Biceps fem.	7,5
posterolateral	25,0
posteromedial	20,0
iliotibiales Band	20,0
Sehne d. Extensoren	12,5
Patellaluxation	2,5
osteochondral	10,0
Fraktur	17,5
N. peronaeus	5,0

Angaben von subjektiven Befunden, IKDC-Aktivitätslevel, sportlicher Aktivität (IKDC) sowie manuelle und instrumentelle Stabilitätsmessung, IKDC-Score Bestimmung und Beurteilung der radiologischen Veränderungen.

Begleitverletzungen

Im nachuntersuchten Patientenkollektiv handelte es sich lediglich in einem Fall um eine isolierte kombinierte VKB-/HKB-Ruptur. In 39 Fällen (97,5%) bestanden z.T. mehrere zusätzliche Läsionen am Kniegelenk (Tabelle 1). Bei 2 Patienten kam es zu einer Läsion des N. peronaeus, die in beiden Fällen operativ versorgt werden mußte. Verletzungen der A. poplitea kamen in unserem Patientenkollektiv nicht vor.

Therapie

In zwei Fällen wurde eine konservative Behandlung mit Gipsimmobilisation durchgeführt. Von den 38 operativ versorgten Patienten wurde bei 34 eine einzeitige und bei 1 eine zweizeitige VKB-/HKB-Versorgung durchgeführt. In 3 Fällen wurde lediglich das VKB rekonstruiert. Die meisten Eingriffe (88%) erfolgten offen über eine anterolaterale Arthrotomie. Die zum Repair der Kreuzbänder angewandten Techniken, d.h. die direkte Naht, tibiale transossäre Refixation und die autologe Sehnentransplantation (Patellar-, Quadriceps- und Semitendinosussehne) sind in der Tabelle 2 dargestellt.

Zusätzlich wurden 16 Meniskusnähte, 6 Meniskus-Teilresektionen, 2 Meniskektomien sowie 28 mediale und 13 laterale Rekonstruktionen, 5 Patella-/

Tabelle 2. Techniken zur gleichzeitigen VKB-/HKB-Rekonstruktion

VKB-/HKB-Rekonstruktion	n (%)
Transplantat – Naht/Refixation	12 (32%)
Naht/Refixation – Naht/Refixation	16 (42%)
Transplantat – Transplantat	6 (16%)
Transplantat – keine	4 (10%)

Quadricepssehnen-Nähte, 3 osteochondrale Refixationen und 5 Osteosynthesen durchgeführt.

Nachbehandlung

Bei 30 Personen wurde ein Nachbehandlungsprotokoll mit Frühmobilisierung unter Verwendung von Kinetec-Schiene, Brace und 6 Wochen Teilbelastung angewandt. 8 Patienten wurden im Gips ruhiggestellt. Bei 8 Operierten wurde eine Olecranisierung der Patella durchgeführt (Abb. 1). Eine Mobilisierung in Narkose zur Optimierung der Beweglichkeit wurde im Schnitt 6 Monate postoperativ in 8 Fällen vorgenommen.

Re-Eingriffe

13 Personen mußten sich mindestens einem erneuten operativen Eingriff unterziehen, dabei wurden 11 Re-Eingriffe am VKB oder HKB, 5 Operationen am Meniskus und 6 tibiale Umstellungsosteotomien durchgeführt.

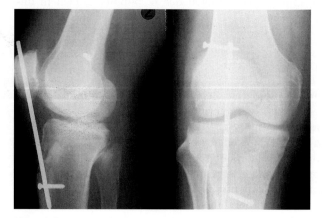

Abb. 1. Olecranisation der Patella wurde zur Verhinderung der hinteren Schublade und somit zum Schutz des HKB durchgeführt

Tabelle 3. Der Aktivitätsscore (IKDC) vor dem Trauma und zum Follow-up

Aktivitätsscore	prä	post
I (intensiv)	46%	34%
II (mittel)	41%	34%
III (leicht)	13%	26%
IV (sitzend)	0%	6%

Tabelle 4. IKDC-Scores zum Zeitpunkt der Nachuntersuchung

IKDC	Subjektiv	Symptome	ROM	Stabilität	Gesamt
A	32%	37%	42%	17%	3%
B	36%	34%	40%	39%	49%
C	24%	16%	13%	39%	32%
D	8%	13%	5%	5%	16%

Ergebnisse

Mit dem Resultat der Operation waren zum Zeitpunkt des Follow-up 49% Patienten sehr zufrieden, 41% zufrieden und je 5% unzufrieden oder enttäuscht. Nach der Operation änderte sich nicht der Aktivitätsscore (Tabelle 3), sondern die sportliche Aktivität: der Anteil, der eine pivotierende Sportart betreibenden Personen sank von 77% vor dem Trauma auf 45% zum Zeitpunkt des Follow-up.
Bei der IKDC-Evaluation erreichten bezüglich der subjektiven Angaben, Symptome und Beweglichkeit 70 bis 80% der Untersuchten, bezüglich der Stabilität und des Gesamt-Scores nur ca. 50% der Untersuchten den Grad A und B (Tabelle 4). Die radiologischen Befunde entsprachen zu 22% A, zu 33% B und zu 45% C der IKDC-Beurteilung (Abb. 2).

Diskussion

Kombinierte VKB-HKB-Läsionen sind selten [2, 7, 8] und bleiben nach Knieluxationen bzw. Subluxationen mit spontanen Repositionen gelegentlich unbemerkt [4]. Meist handelt es sich dabei um komplexe Knieverletzungen mit behandlungsbedürftigen zusätzlichen Läsionen des Kniegelenkes [2, 3, 10, 11].
Die Therapie ist bis heute nicht standardisiert [2, 4, 9] und kann in offener Technik [3, 6–11, 13] oder arthroskopisch assistiert [1, 2] durchgeführt werden. Die konservative Therapie hat sich nicht bewährt [6, 8]. Wichtig bei der Behandlung dieser meist sehr komplexen Verletzungen ist eine genaue Diagnose und Rekonstruktion aller wichtigen verletzten Strukturen, insbe-

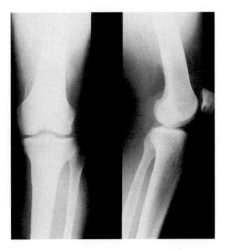

Abb. 2. Röntgenbefund 10 Jahre nach komplexer Kniegelenksverletzung und offener VKB-/HKB-Rekonstruktion und Naht des medialen Seitenbandes. Radiologisch keine Arthrosezeichen

sondere an der lateralen Seite des Kniegelenks. Hier liegt der Vorteil der offenen operativen Verfahren gegenüber der Arthroskopie, der nicht alle Verletzungen diagnostisch und therapeutisch zugängig sind. Die langfristigen Resultate nach arthroskopisch versorgten Knieluxationen bleiben deshalb abzuwarten [2].

Die Ergebnisse unserer Studie haben gezeigt, daß bei den komplexen Knieinstabilitäten eine erhaltende Kreuzbandnaht durchaus gute funktionelle Resultate liefern kann. Die Grundvoraussetzung für eine Naht ist jedoch die gleichzeitige Wiederherstellung aller wichtigen Kniestabilisatoren (Meniskus, MCL, LCL, posterolat. Ecke). Auch die Versorgung des VKB mit autol. Sehnentransplantat in Kombination mit der Naht bzw. Refixation des HKB zeigt klinisch zufriedenstellende Ergebnisse. Auf die Verwendung von Allograft wird verzichtet [5].

Die Nachbehandlung ist frühfunktionell [9, 10, 13] und beinhaltet passive kontinuierliche Bewegungen (Kinetec) mit 6 Wochen Teilbelastung. Sie kann mit oder ohne schützendes Brace durchgeführt werden. Eine Olecranisation zum Schutz der hinteren Schublade und somit des HKB kann durch geeignete postoperative Lagerung auf Unterschenkel-Gipsschiene ersetzt werden.

In der postoperativen Periode ist die Kniesteifigkeit mehr problematisch als die Instabilität [11], und war in ca. 20% der Fälle zu beobachten. Insbesondere bei jüngeren Patienten sollte deshalb mit der Optimierung der Beweglichkeit durch Mobilisierung in Narkose nicht gezögert werden.

Unsere Arbeit bestätigt die Resultate anderer Autoren, daß komplexe Knieinstabilitäten mit gleichzeitiger VKB-/HKB-Insuffizienz adäquat operativ versorgt nicht zu Sportinvalidität führen [6, 8, 11] und bei den Betroffenen auch langfristig eine sportliche Aktivität auf höherem Niveau ermöglichen.

Erstaunlich sind die guten subjektiven Resultate, über die auch andere Autoren berichten [2, 6, 9, 11], und die in der IKDC-Evaluation die Stabilitätskriterien deutlich übertreffen.

Literatur

1. Clancy WG, Smith L (1991) Arthroscopic anterior and posterior cruciate reconstructive technique. Annales Chir Gynaecol 80:141-148
2. Fanelli GC, Giannotti BF, Edson CJ (1996) Arthroscopically assisted combined anterior and posterior cruciate ligament reconstruction. Arthroscopy 12:5-14
3. Kennedy JC (1963) Complete dislocation of the knee joint. J Bone Joint Surg 45A:889-904
4. Kremchek TE, Welling RE, Kremchek EJ (1989) Traumatic dislocation of the knee. Orthop Rev 18:1051-1057
5. Marks PH, Cameron M, Fu FH (1993) Reconstruction of the cruciate ligaments with allogenic transplants. Techniques, results and perspectives. Orthopäde 22:386-391
6. Meyers MH, Moore TM, Harvey JP (1975) Traumatic dislocation of the knee joint. J Bone Joint Surg 57A:430-433
7. O'Donoghue DH (1955) An analysis of end results of surgical treatment of major injuries to the ligaments of the knee. J Bone Joint Surg 37A:1-13
8. Roman PD, Hopson CN, Zenni EJ (1987) Traumatic dislocation of the knee. A report of thirty cases and literature review. Orthop Rev 16:917-924
9. Shapiro MS, Freedman EL (1995) Allograft reconstruction of the anterior and posterior cruciate ligaments after traumatic knee dislocation. Am J Sports Med 23:580-587
10. Shelbourne KD, Porter DA (1991) Low velocity knee dislocation. Orthop Rev 20:995-1004
11. Sisto DJ, Warren RF (1985) Complete knee dislocation. A follow-up study of operative treatment. Clin Orthop 198:94-101
12. Taylor AR, Arden GP, Rainey HA (1972) Traumatic dislocation of the knee. A report of forty-three cases with special reference to conservative treatment. J Bone Joint Surg 54B:96-102
13. Walker DN, Hardison RR, Schenck RC (1994) A baker's dozen of knee dislocations. Am J Knee Surg 7:117-124

21 Arthroskopische kombinierte vordere und hintere Kreuzbandrekonstruktion

A. B. Imhoff und V. Martinek

Einleitung

Kombinierte Läsionen des vorderen (VKB) und des hinteren Kreuzbandes (HKB) sind sehr seltene Verletzungen und werden meist im Rahmen einer traumatischen Knieluxation beobachtet. Oft sind sie mit weiteren ligamentären Verletzungen (mediales Kollateralband (MCL), posterolateraler Komplex) kombiniert. Gerade bei polytraumatisierten Patienten werden kombinierte Läsionen des VKB und des HKB nach spontaner Reposition übersehen oder nur als reine hintere Instabilität fehlgedeutet. Während für die Indikationen und die operativen Verfahren der arthroskopischen [10] und arthroskopisch-assistierten Rekonstruktionen des VKB im wesentlichen weitgehend Einigkeit herrscht [6, 12], sind die Behandlungsstrategien für Verletzungen des HKB, ob offen oder arthroskopisch [13, 15], Implantatwahl, Zeitpunkt der Versorgung, noch deutlich kontroverser [2, 14] und reichen von rein konservativer bis zur früh operativen Versorgung mit [5] und ohne Augmentation [3].

Die jüngere Literatur ist knapp und wegen sehr kleinen Fallzahlen, unterschiedlichen objektiven Maßstäben [7] und verschiedenen operativen Verfahren kaum vergleichbar [1]. Kaum Hinweise finden sich auf arthroskopisch-assistierte kombinierte VKB-HKB-Verfahren [4, 7, 11].

Operationszeitpunkt

Die Festlegung des optimalen Operationszeitpunktes ist vom Ausmaß der Begleitverletzungen abhängig und bei der arthroskopisch-assistierten kombinierten VKB-HKB-Plastik noch von größerer Wichtigkeit als bei der arthroskopischen VKB-Plastik.

Eine gute präoperative klinische, instrumentelle und radiologische Diagnostik ist unerläßlich, wobei eine sorgfältige Analyse mit einem hochauflösenden MRT (Abb. 1 und 2) zur Beurteilung der Begleitverletzungen des posteromedialen und posterolateralen Komplexes und zur Darstellung von möglichen chondralen Schäden sinnvoll ist [8]. Verletzungen der Art. poplitea sind ein gefäßchirurgischer Notfall. Schäden des N. peroneus, Frakturen des Tibiakopfes und der Femurkondylen sind sofort zu versorgen. Bei gleichzeitiger Verletzung des posterolateralen oder posteromedialen Komplexes und

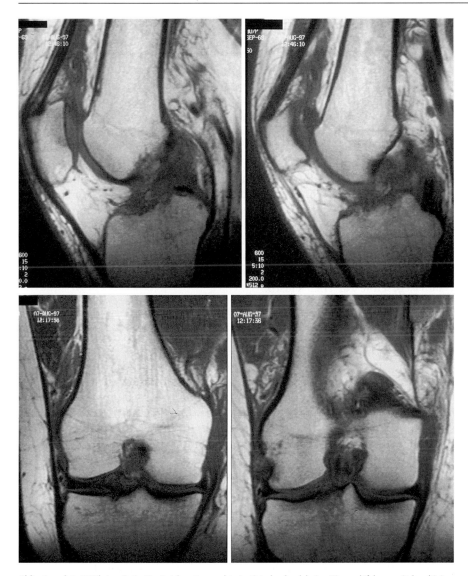

Abb. 1 und **2.** 28jährige Patientin Knieluxation rechts in Griechenland beim Wasserskifahren mit kombinierter Ruptur des vorderen und des hinteren Kreuzbandes sowie des medialen Kollateralbandes

Meniskusluxationen (eingeschlagene Korbhenkelläsion) empfehlen wir eine frühzeitige Versorgung. Bei sogenannten isolierten VKB-HKB-Verletzungen ist postprimär nach Auftrainieren der Muskulatur nach ca. 6–8 Wochen der operative Zeitpunkt günstig.

Transplantate

Zur Rekonstruktion der kombinierten VKB-HKB-Ruptur sind zwei Transplantate notwendig. Grundsätzlich kommen Auto- und Allografts in Frage. Allografts haben den Vorteil einer Verkürzung der Operationszeit und eines geringeren Operationstraumas. Langzeitresultate sind in erfahrenen Zentren vergleichbar gut, wobei die Laxität des Transplantates nach 2 Jahren und das Infektionsrisiko zu diskutieren ist. Je nach weiteren Verletzungen wie Patellafraktur, Ausriß der Patellarsehne und vorbestehenden Veränderungen (Femoropatellararthrose, Voreingriffe mit Bandrekonstruktionen) ist die Wahl zu treffen zwischen der Kombination der ipsilateralen Patellarsehne/Quadrizepssehne, der Patellarsehne/Semitendinosussehne oder der ipsilateralen/kontralateralen Patellarsehne. Wir empfehlen heute für die kombinierte Versorgung der VKB-HKB-Ruptur die Verwendung der ipsilateralen Patellarsehne für die VKB-Plastik und ein Allograft der Patellarsehne oder der Achillessehne für die HKB-Plastik. Falls kein Allograft vom Patienten gewünscht wird oder zur Verfügung steht, so empfehlen wir als Autograft die ipsilaterale Quadrizepssehne zur HKB-Plastik.

Operationstechnik

Im folgenden werden die Prinzipien der arthroskopischen Technik für die kombinierte Versorgung der VKB- und HKB-Ruptur beschrieben.

Nach der diagnostischen Arthroskopie und der eventuell notwendigen Meniskuschirurgie wird eine Notchplastik nur soweit durchgeführt, daß später kein Impingement bei maximaler Extension zu erwarten und die Sicht auf die femorale Insertion des VKB frei ist. Die Stümpfe der beiden Kreuzbänder werden soweit wie möglich erhalten. Die beiden Transplantate werden vor der Arthroskopie entnommen und an einem Nebentisch vorbereitet.

Durch einen zusätzlichen posteromedialen Zugang wird die tibiale hintere Kante am Ansatz des HKB mit dem gebogenen Shaver (z. B. Dyonics-Smith-Nephew®) vorbereitet und die hintere Kapsel mit gebogenen Bananenmesser und Raspeln von der Kante abgehoben. Mit einer 70° Optik von vorne wird dieser wichtige Schritt wesentlich erleichtert, bevor das spezielle HKB-Zielgerät von anteromedial eingebracht werden kann. Der Zieldorn des HKB-Zielgerätes soll etwas lateral der Mittellinie 10–12 mm unter die hintere Tibiakante positioniert werden. Der Zieldraht wird in einem 60° Winkel zur Tibiagelenkfläche unter Schutz eines gebogenen speziellen HKB-Löffels eingebohrt, wobei der Chirurgenfinger oder der HKB-Löffel, der über den posteromedialen Zugang eingebracht wurde, die dorsalen Gefäße schützen kann. Gewisse Zielgeräte (z. B. Arthrex®) haben einen einstellbaren Bohrstopp, um ein zu tiefes Vorbohren des Zieldrahtes zu verhindern. Zu Beginn der Lernkurve oder bei Unsicherheit über die Drahtlage empfiehlt es sich, eine Durchleuchtung zur Kontrolle der Bohrdrahtlage durchzuführen. Auch beim Überbohren mit 9 oder 10 mm ist eine Röntgenkontrolle hilfreich. Anschließend wird der femorale HKB-Tunnel von einem tief-anterolateralen Zugang mit einem Zieldraht vorgebohrt und so gelegt, daß er nach Aufbohren an den Ansatz der Knorpelknochengrenze anschließt. Dieser Kanal wird für die endoskopische Knochen- oder Interferenzschraubenverblockung nur auf eine Tiefe von in der Regel 20 mm und einem Durchmesser von 10 mm gebohrt.

Die Bohrkanäle für die VKB-Plastik werden nach Abstöpseln des tibialen HKB-Kanals mit dem tibialen VKB-Zielgerät in einem Winkel von 45° zur Tibiagelenkfläche vorgebohrt. Dabei ist zu beachten, daß zwischen den beiden tibialen Tunnels für die VKB- und HKB-Plastik eine Knochenbrücke von mindestens 1,5 cm verbleibt. Für die Positionierung der tibialen Insertion des VKB sind der noch vorhandene VKB-Stumpf und das schon gebohrte HKB-Bohrloch die beiden Landmarken. Der tibiale Tunnel für die VKB-Plastik soll direkt vor dem gebohrten HKB-Bohrloch zu liegen kommen. Für die femorale Insertion des VKB wird in der „single-incision-technique" das transtibiale Zielgerät an der „over-the-top"-Region mit dem gewünschten „Offset" von 5 bis 6 mm bei ca. 10 Uhr eingesetzt, so daß bei 90° Beugung eine dorsale Knochenbrücke von 0,5 bis 1 mm stehenbleibt.

Zuerst wird das Transplantat für das HKB in den femoralen Tunnel mit einem Auszugsfaden eingezogen und je nach Technik als Knochendübel verblockt oder mit einer Titan- oder resorbierbaren PLLA-Interferenzschraube (Arthrex®) so fixiert, daß das Ligament dorsal und der knöcherne Block ventral zu liegen kommen. Das distale Ende des HKB-Transplantates wird mit einem gebogenen Hilfsinstrument (z. B. Fadenwurm Arthrex®) über die tibiale Hinterkante in den tibialen Kanal eingezogen. Der Knochenblock läßt sich zudem über die posteromediale Inzision einfacher über die Kante bringen. Spätestens hier zeigt es sich, wie präzise diese hintere Kante von der posterioren Kapsel und Bandresten des HKB freipräpariert und die Kanten mit gebogenen Raspeln zuvor abgerundet worden waren. Das VKB-Transplantat wird wie üblich durch den tibialen Kanal in den femoralen Kanal eingezogen und dort mit einer Interferenzschraube (Titan- oder resorbierbare PLLA-Schraube) verblockt. Die weitere Stabilisierung erfolgt in der Reihenfolge: Rekonstruktion der posterolateralen Ecke, Fixation des HKB-Transplantats in 70°-Flexion und vorderer Schublade, bevor nach mehrmaligem Durchbewegen des Kniegelenkes das VKB-Transplantat in 20°-Flexion und hinterer Schublade quasi isometrisch tibialseits mit resorbierbaren Interferenzschrauben oder mit einer Corticalisschraube fixiert werden kann (Abb. 3).

Postoperativ kann das Kniegelenk mit einem PCL-Brace (DonJoy®-Medi-Bayreuth®) zwischen 20° und 60° sofort passiv und meist in den ersten Tagen schrittweise aktiv-assistiv bewegt werden.

Eigene Ergebnisse

Material. In der arthroskopischen Technik der kombinierten VKB-HKB-Rekonstruktion sind durch uns bisher neun Patienten in den letzten drei Jahren operiert worden (1.1.95–30.6.98). Es waren vier chronische und fünf akute

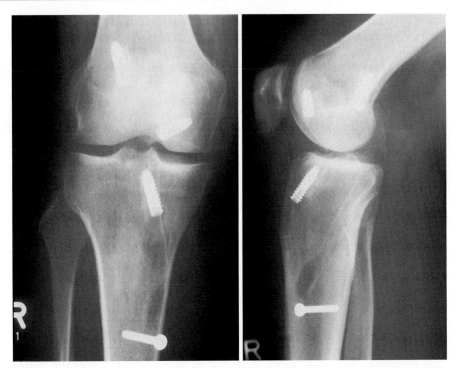

Abb. 3. Nach Ausheilen des medialen Kollateralbandes in einer geführten, teils bewegungslimitierten Knieorthese arthroskopisch assistierte Rekonstruktion des VKB mit Ligamentum patellae-Transplantat und des HKB mit Quadrizepssehnen-Transplantates.
Ein Jahr postoperativ absolut beschwerdefrei, freie Kniegelenksbeweglichkeit (140-0-0) wie Gegenseite, negativer anterior und poosterior Lachmantest. Sportliches Niveau jedoch noch nicht erreicht

Verletzungen beider Kreuzbänder. In drei der vier chronischen Fälle war die HKB-Verletzung vor der VKB-Ruptur bei einem eigenen Unfall entstanden und nicht behandelt worden. Das Intervall betrug 2, 7 und 8 Jahre. Der vierte chronische Fall war mit primärer Naht nur des VKB vorbehandelt worden. Das Durchschnittsalter betrug zum Zeitpunkt der Rekonstruktion bei uns 29,44 Jahre (21–52). Das rechte Knie war siebenmal betroffen, zwei der neun Patienten waren weiblich. Die Unfallereignisse waren in den meisten Fällen Hochgeschwindigkeitstraumen (Wasserski, Motorrad, Fahrrad).

Methode. Als Transplantat wurde für die VKB-Plastik das ipsilaterale Ligamentum patellae-Transplantat in acht Fällen und einmal ein Ligamentum patellae-Allograft verwendet, während für die HKB-Plastik viermal ein Quadrizepssehnen-Transplantat, einmal ein Semitendinosus-Transplantat und viermal Allografts des Ligamentum patellae oder der Achillessehne zur Anwendung kamen.

Kombinierte Rekonstruktionen posterolateral und posteromedial waren bei den akuten, postprimär operierten Patienten in drei der vier Fälle notwendig und zeigen die Schwere der komplexen Verletzungen. Es waren Operationen wie Naht des distal ausgerissenen Ligamentum patellae, Rekonstruktionen der posterolateralen Ecke, Reinsertion des Tractus iliotibialis, Rekonstruktion des lateralen Seitenbandes (LCL) und der posteromedialen Kapsel mit Meniskusnaht.

Ergebnisse/Follow-Up. *Reoperationen* waren bisher bei zwei Patienten nach adäquatem neuen Trauma nach 8 bzw. 18 Monaten notwendig (Motorradunfall, Fußballtrauma). Das Semitendinosus-Transplantat wurde durch ein Quadrizepssehnen-Transplantat und ein Allograft des Ligamentum patellae durch ein neues Allograft ersetzt.

Alle Patienten haben im bisherigen Follow-up eine praktisch seitengleiche Beweglichkeit ihres Kniegelenks, wenn auch die hintere Instabilität nicht in allen Fällen behoben werden konnte (posteriorer Lachman +, kein reversed Pivot Shift). So beklagen 2 Patienten mit einer damals chronischen HKB-Insuffizienz retropatelläre Schmerzen unter sportlichen Belastung. Ein Patient mit Knieluxation, Ruptur beider Kreuzbänder, Ausriß des Ligamentum patellae und Ruptur des posterolateralen Ecks bei gerader Beinachse über ein leichtes Givingway bei leichter sportlicher Belastung.

Diskussion

Das Follow-up aller Patienten ist jedoch noch zu kurz, um schlüssige Aussagen über das mittelfristige Verhalten zu machen. Bei praktisch isolierten Kombinationsverletzungen des VKB und des HKB sind die bisherigen Ergebnisse der arthroskopischen Technik der kombinierten VKB-HKB-Rekonstruktion jedoch sehr erfolgversprechend. Die Patienten haben eine raschere Rehabilitation und bessere klinische Resultate. Die Therapie der kombinierten VKB-HKB-Läsion ist bis heute nicht standardisiert. Zudem lassen sich die verschiedenen Studien durch die oft begleitenden Zusatzverletzungen auch kaum miteinander vergleichen. Auch unsere Patienten weisen durch die Begleitverletzungen ein vielschichtiges Bild auf, das die Schwere der primären Verletzungen primär oft übersehen läßt. Eine gute präoperative klinische, instrumentelle und radiologische Diagnostik ist unerläßlich, wobei dem posteromedialen und posterolateralen Komplex genügend Aufmerksamkeit geschenkt werden muß. Auch die chondralen und meniskalen Schäden müssen mit hochauflösenden MRT (Abb. 1 und 2) abgeklärt werden, was zusammen mit den subchondralen „Bone-Bruises" für die Festlegung des optimalen Operationszeitpunktes nützlich ist.

Literatur

1. Amis AA, Beynnon BD, Blankevoort L, Chambat P, Christel P, Durselen L, Friederich NF, Grood ES, Hertel P, Jakob RP (1994) Proceedings of the ESSKA Scientific Workshop on Reconstruction of the Anterior and Posterior Cruciate Ligaments. Knee Surg, Sports Traumatol, Arthroscopy 2:124–132
2. Buess E, Imhoff A, Hodler J, Rodriguez M (1993) Hintere Kreuzbandruptur – Resultate, Arthrosebildung und MR-Befunde nach primärer und sekundärer operativer Behandlung. Arthroskopie 6:218–227
3. Fanelli GC (1993) Posterior cruciate ligament injuries in trauma patients. Arthroscopy 9: 291–294
4. Fanelli GC, Giannotti BF, Edson CJ (1996) Arthroscopically assisted combined anterior and posterior cruciate ligament reconstruction. Arthroscopy 12/1:5–14
5. Fujii K, Yamagishi T, Sai S, Tanaka T, Takeuchi H, Tsuji M and Murota K (1993) Reconstruction of the posterior cruciate ligament with LAD-augmented semitendinosus and gracilis tendons: a preliminary report. Knee Surg, Sports Traumatol, Arthroscopy 1:148–151
6. Halbrecht JL, Jackson DW (1992) Office arthroscopy: a diagnostic alternative. Arthroscopy 8:320–326
7. Hefti F, Müller W, Jakob RP and Stäubli HU (1993) Evaluation of knee ligaments injuries with the IKDC form. Knee Surg, Sports Traumatol, Arthroscopy 1:226–234
8. Imhoff A, Buess E, Hodler J, Fellmann J (1997) Comparaison entre l'imagerie par résonance magnétique et l'arthroscopie pour le diagnostic des lésions méniscales du genou. Revue de chirurgie orthopédique 83:229–236
9. Imhoff AB (1997) Arthroscopic ACL/PCL-reconstruction: indications, technique and pitfalls of combined procedure. Abstract. 5th Symposium of the Korean Arthroscopy Association June 20, 1997, Seoul, Korea
10. Imhoff AB, Marti Ch, Romero J (1998) Interference fixation in ACL-reconstruction: metal versus bioabsorbable screws – a prospective study. Arthroscopy 14/2-1:18
11. Imhoff AB, Martinek V, Oettl G (1998) Revisionschirurgie bei chronischer Knieinstabilität. In: Kohn D (Hrsg) Das Knie, Enke Stuttgart (in press)
12. Jackson DW and Gasser SI (1994) Tibial tunnel placement in ACL reconstruction. Arthroscopy 10:124–131
13. Jackson DW, Proctor CS, Simon TM (1993) Arthroscopic assisted PCL reconstruction: a technical note on potential neurovascular injury related to drill bit configuration. Arthroscopy 9:224–227
14. Jakob RP and Rüegsegger M (1993) Therapie der posterioren und posterolateralen Knieinstabilität. Orthopäde 22:405-413
15. Kim SJ, Min BH (1994) Arthroscopic intraarticular interference screw technique of posterior cruciate ligament reconstruction: one-incision technique. Arthroscopy 10:319–323
16. LaPrade RF, Terry GC (1997) Injuries to the posterolateral aspect of the knee. Association of anatomic injury patterns with clinical instability. Am J Sports Med 25/4:433–438
17. Lobenhoffer P, Gögüs A, Koch H (1993) Hinterer Kreuzbandersatz und Bizepstenodese nach Clancy-Technik und Ergebnisse. Orthopäde 22:414–420
18. Marks PH, Cameron M, Fu FH (1993) Die Rekonstruktion der Kreuzbänder mit allogenen Transplantaten – Techniken, Ergebnisse und Perspektiven. Orthopäde 22:386–391
19. Martinek V, Imhoff AB (1998) Die kombinierte arthroskopische vordere und hintere Kreuzbandplastik. Zentralbl Chir 123
20. Odensten M, Gillquist J (1993) Reconstruction of the posterior cruciate ligament using a new drill-guide. Knee Surg, Sports Traumatol, Arthroscopy 1:39–43
21. Roscher E, Martinek V, Imhoff AB (1998) Vordere Kreuzbandplastik und valgisierende hohe Tibiakopfosteotomie als kombiniertes Vorgehen bei anteriorer Instabilität und Varusmorphotyp. Zentralbl Chir 123

22 Kombinierte vordere Kreuzbandplastik und valgisierende hohe Tibiaosteotomie

Eva Roscher, A. Burkart und A. B. Imhoff

Zusammenfassung

In unserer Klinik sehen wir eine zunehmende Anzahl meist jüngerer Patienten mit einer oftmals bereits chronischen anterioren Instabilität in Kombination mit einer beginnenden medialen Gonarthrose bei Varusfehlstellung. Diese Konstellation stellt höhere Ansprüche an das operative Procedere, da nicht nur die Beseitigung der Instabilität sondern auch eine Besserung der Arthrosesymptomatik erreicht werden sollte.

Wir stellen in diesem Kapitel ein Therapiekonzept vor, das aus einer kombinierten valgisierenden hohen Tibiaosteotomie (HTO) und arthroskopischen vorderen Kreuzbandplastik (VKB-Plastik) besteht und als solches erstmals Anfang der 80-iger Jahre angewandt wurde. Es hat zum Ziel, durch die Korrektur der Instabilität und der pathologischen mechanischen Achse zwei entscheidende arthrogene Faktoren zu beseitigen, die Schmerzen zu reduzieren und eine bessere Gebrauchsfähigkeit des Kniegelenkes zu ermöglichen.

Einleitung

Die frische VKB-Ruptur beim jungen Patienten und das therapeutische Vorgehen der Wahl stellen ein vieldiskutiertes Thema in der Literatur dar [1, 2, 12, 25, 39, 40]. Mittlerweile haben sich allerdings einige Standardverfahren bei entsprechender Indikation international durchgesetzt wie z. B. die arthroskopische VKB-Plastik mit einem knöchern armierten Patellarsehnentransplantat.

Auch die Behandlung der unikompartimentalen medialen Gonarthrose bei Varusmorphotyp hat eine lange Tradition, belegt durch zahlreiche Untersuchungen, die sich insbesondere mit der valgisierenden Tibiakopfosteotomie befassen [3, 9, 13, 14, 16, 17, 19, 26, 32, 38]. Diese unterscheiden sich allerdings bis auf wenige Ausnahmen [17, 19, 38] in der Mehrzahl durch ein deutlich höheres Durchschnittsalter von obengenannter Zielgruppe und können somit in ihren Aussagen und Ergebnissen nur bedingt herangezogen werden.

Folglich muß o.g. Therapiekonzept, das sich hinsichtlich der Indikation und des Patientenkollektivs von den Einzelverfahren in wesentlichen Punkten unterscheidet, auch getrennt bewertet werden. Die diesbezüglich bisher veröffentlichten Studien sind nicht nur in ihrer Anzahl sehr begrenzt, sie unterscheiden sich auch deutlich in Material und Methodik, sind soweit uns bekannt sämtlich retrospektiv, ohne Randomisierung der Vergleichskollektive und bieten verständlicherweise noch keine Langzeitergebnisse [7, 10, 11, 23, 24, 32, 35, 36, 37].

Biomechanik und Pathophysiologie

Viele tierexperimentelle [5, 27, 30], biomechanische [6, 8, 15, 21, 36, 41, 42] und klinische Studien [4, 6, 18, 20, 22, 28, 29, 34] befassen sich mit den Sekundärfolgen der chronischen VKB-Insuffizienz. Einer der Kernpunkte ist die Entstehung einer sekundären, meist medialen Gonarthrose, die zwar u.U. mit einer mehr als zwanzigjährigen Latenz auftritt [34], aber dennoch wohl als unvermeidliche Konsequenz gesehen werden muß und nicht selten mit einer sekundären Varusfehlstellung einhergeht. So finden Neyret et al. [34] nach 20 Jahren in 10% eine generalisierte und in 80% eine mediale Arthrose, McDaniel et al. [28, 29] in 16% radiologisch und in 24% arthroskopisch eine Arthrose und Indelicato [18] in 54% Knorpelschäden im medialen Kompartiment.

Daß einige Autoren auch über eine erhöhte Arthroserate nach vorderer Kreuzbandplastik berichten, ist sicherlich nicht auf die gleichen pathophysiologischen Vorgänge zurückzuführen und auch deutlich umstrittener. Jacobsen [20] erhebt diesbezüglich die These, daß diese Arthrose eher mit einer persistierenden Instabilität assoziiert ist.

Andere biomechanische Studien beschäftigen sich mit dem Auftreten lokalisierter Druckspitzen bei Varus- oder Valgusfehlstellung [31] u. a. auch in Kombination mit ligamentären Läsionen [8]. Der absolute Spitzendruck wurde hierbei i.B. der Hauptbelastungszone des medialen Kondylus bei 10° Varusfehlstellung und Durchtrennung von vorderem Kreuzband und dem lateralen Bandkomplex gefunden. Sollte, wie bereits mehrfach vermutet, ein Zusammenhang zwischen Druckbelastung und Arthroseentstehung bestehen, so wird die Gefährdung dieses Patientengutes bezüglich der medialen Arthrose umso deutlicher.

Entscheidend in der Entstehung dieser medialen Arthrose auf der Basis von Knorpelläsionen ist weiterhin die in Folge der VKB-Ruptur pathologisch erhöhte sog. anteriore tibiale Translation (ATT) [6, 11, 41].

Die Sekundärfolgen der unter Belastung rezidivierenden erhöhten ATT sind vielfältig. Durch zahlreiche klinische Untersuchungen sind hierbei die IM-Läsionen, v.a. die des Hinterhorns, besonders gut belegt. DeJour [10] findet 30% IM-läsionen nach 2 J. und 60% nach 10 J., McDaniel [28] berichtet nach einem Verlauf von 10 J. über Meniskektomien bei 85% der Patienten. Durch die Subluxation des Tibiaplateaus unter dem Kondylus nach vorne kommt es zu einer Einklemmung und Schädigung des Hinterhorns, die bis zu einer Basisablösung von der Kapsel führen kann. Hiermit verliert das

Kniegelenk einen wichtigen sekundären Stabilisator und erfährt eine weitere Erhöhung der ATT (radiologisch im Mittel auf 6±0,4 mm [8]) sowie das Hinzukommen einer medialen Rotationskomponente. Nicht selten tritt im weiteren eine sek. Läsion des med. kapsulo-ligamentären Komplexes hinzu, eines ebenfalls sek. Stabilisators.

Weitere Folgen sind Knorpelläsionen v.a. der posterioren 2/3 des Tibiaplateaus in Folge der vermehrten Belastung und erheblicher Scherkräfte, die bei rezidivierender ATT auftreten [11, 22]. Hinzu kommt eine Impaktierung der Hinterkante am Femurkondylus [7, 11]. Im Endstadium führt dieser Prozeß zu einer Ausmuldung des hinteren Plateaus, die radiologisch sehr eindrücklich ist.

In der neueren Literatur vorgestellt wird außerdem das sogenannte Adduktionsmoment, das aus dem Zusammenspiel muskulo-ligamentärer Kräfte resultiert und daher eine dynamische, teilweise beeinflußbare Komponente darstellt [15, 21, 36, 42]. Bei der Mehrzahl der Patienten mit einer VKB-Ruptur und Varusfehlstellung findet sich auch ein erhöhtes Adduktionsmoment mit medialen tibio-femoralen Druckbelastungen und hohen Spannungen i.B. der lateralen Weichteile. Da sich ein erhöhtes präoperatives Adduktionsmoment negativ auf das postoperative Ergebnis der hohen Tibiaosteotomie auswirkt und unter Umständen erhöhte Korrekturwinkel erfordert [15, 21], empfiehlt Noyes eine präoperative Ganganalyse mit entsprechender Gangschulung [41, 42].

Indikation und Therapie-Optionen

Wir empfehlen bei einem primären, konstitutionellen Genu varum >6° und gleichzeitiger VKB-insuffizienz die kombinierte valgisierende hohe Tibiaosteotomie und VKB-Plastik.

Bei chronischer anteriorer Instabilität in Folge einer VKB-ruptur und einer kombinierten i.d.R. sekundären Varusfehlstellung mit beginnender symptomatischer medialer Arthrose – v.a. nach Meniskektomie – ist dieses Vorgehen unseres Erachtens nach zwingend.

Zudem befürworten wir ein kombiniertes simultanes Verfahren, während Lattermann und Jakob [23] ein 2-zeitiges Vorgehen mit primärer HTO und in Abhängigkeit einer persistierenden Instabilität späterer VKB-Plastik durchführen.

Dieses ist unserer Ansicht nach die Therapie der Wahl bei älteren Patienten über 45 Jahren, mit meist im Vordergrund stehender symptomatischer Arthrose.

Kontraindikation für eine VKB-Plastik ist die fortgeschrittene Arthrose; insbesondere wenn es bereits zu einer Ausmuldung des dorsalen medialen Tibiaplateaus gekommen ist.

Diagnostik/Op-Planung

Die klinische Diagnose zeigt in der Regel einen Lachman-Test mindestens 2-fach positiv, einen positiven Pivot-Shift, sowie eine Varusfehlstellung, die in der Regel hoch tibial lokalisiert ist, mit Zuklappen des medialen Gelenkspaltes und bei fortschreitender Pathologie Klaffen des lateralen Gelenkspaltes.

Radiologisch finden sich zu Beginn u.U. marginale Osteophyten und eine Eminentiaausziehung, im weiteren dann eine zunehmende mediale Gelenkspaltverschmälerung, subchondrale Sklerosierung und später auch ein lateral klaffender Gelenkspalt (Abb. 1). Die Durchführung einer Kernspintomographie ist fakultativ zur Sicherung der Diagnose (Abb. 2) sowie zur Darstellung der Sekundärschäden (z. B. Meniskusläsion) und wird in Zukunft insbesondere zur Beurteilung des Knorpels herangezogen.

Zur Planung des für die HTO erforderlichen Korrekturwinkels sollten Ganzbeinstandaufnahmen im Zweibeinstand durchgeführt werden (Abb. 3). Die mechanische Beinachse (sog. Mikulicz-Linie) als Verbindung zwischen Femurkopfmittelpunkt und Talusmitte verläuft bei der Varusfehlstellung durch das mediale Kompartiment. Die idealisierte mechanische 0°-Achse müßte zwischen den Eminentiae tibiae verlaufen bzw. die Kniebasislinie durch die Kondylen halbieren. Infolgedessen entspricht der zur Neutralkorrektur erforderliche Winkel dem Winkel, der von der mechanischen Tibiaachse und der Linie zwischen Femurkopfmittelpunkt und dem Zentrum zwischen den Eminentiae tibiae gebildet wird (Abb. 4).

Wir empfehlen bei jungen, sportlichen Patienten mit diskreter Arthrose eine Neutralkorrektur durchzuführen und erst bei fortgeschrittener Arthrose um 3–5° überzukorrigieren.

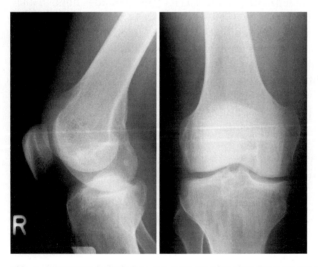

Abb. 1. Röntgenstandardaufnahme a.p. eines 38 Jahre alten Patienten mit medialer Gelenkspaltverschmälerung und subchondraler Sklerosierung

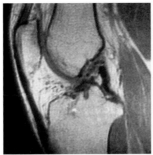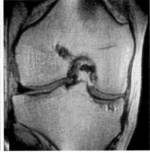

Abb. 2. MRT des oben gezeigten Patienten; coronare Schichtung in T1-Wichtung: mediale fortgeschrittene Arthrose mit Gelenkspaltverschmälerung, subchondraler Sklerosezone, Sekundärzysten, tibialen osteophytären Ausziehungen; fehlender Innenmeniskus; Diskontinuität des vorderen Kreuzbandes, Signalerhöhung i.S. von narbigen Veränderungen

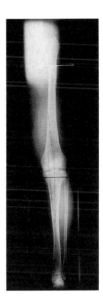

Abb. 3. Ganzbeinaufnahme a.p. im Zweibeinstand

Operatives Vorgehen

In unserer Klinik führen wir standardmäßig ein kombiniertes Verfahren aus einer HTO in „closing-wedge"-Technik mit subkapitaler Fibulaosteotomie und daran anschließender arthroskopischer VKB-Plastik durch und verwenden in Abhängigkeit der Indikation ein autogenes, knöchern armiertes Patellarsehnentransplantat, ipsi- oder kontralateral entnommen, oder ein entsprechendes Allograft. Es bestehen zwei wichtige Gründe, diese Reihenfolge zu wählen. Zum einen würde das Transplantat im distalen Bohrkanal durch die nachfolgende Osteotomie in aller Regel durchtrennt werden, zum anderen

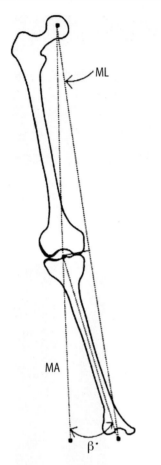

Abb. 4

würde sich seine Lokalisation und Spannung sekundär verändern. Beides hätte eine Transplantatinsuffizienz zur Folge.

Eine gelegentlich auftretende Schwierigkeit besteht darin, daß man beim Vorbohren des tibialen Kanales auf die bereits eingebrachten proximalen Schrauben der Tibiaosteotomie trifft, so daß sie entweder kurzfristig zurückgedreht oder sekundär korrigiert werden müssen. Es empfiehlt sich daher, diese Schrauben bereits im Vorfeld nach ventral und dorsal divergierend zu bohren und den tibialen Bohrkanal von möglichst distal und nicht zu weit medial steil nach oben zu bohren.

Nachbehandlung

Hinsichtlich der VKB-Plastik sollte eine Frühmobilisation auf der Bewegungsschiene, beginnend mit 0–60°, bereits unmittelbar post-operativ erfolgen, mit einer Steigerung auf 0–90° innerhalb der ersten 2 Wochen. Weiterhin aktive Bewegungsübungen unter Ko-Kontraktion und isometrisches Abheben des gestreckten Beines. Vergessen werden sollte außerdem nicht die manuelle Mobilisation der Patella zur Verhinderung peripatellärer Verklebungen und Prophylaxe einer Patella baja.

Betreffend die HTO lassen wir unsere Patienten über 6 Wochen mit 15–20 kg teilbelasten, wobei die Mobilisation in den ersten 2–4 Wochen mit einer dorsalen Gipsschiene erfolgt. Weitere Steigerung der Belastung erfolgt in Abhängigkeit der Röntgenkontrollen.

Komplikationen

Aufgrund des doch v.a. auch knöchern erheblichen operativen Eingriffes müßte man eigentlich mit einer erheblichen Komplikationsrate rechnen. Erstaunlich ist hierbei, daß eigentlich ausnahmslos alle Autoren [7, 10, 24, 33, 35, 37] mit Ausnahme von Lattermann [17] eine verhältnismäßig geringe Rate, zumindest die perioperativen Komplikationen betreffend, angeben.

Mögliche perioperative Komplikationen speziell durch die HTO sind die Peronaeusparese, Valgus-Überkorrekturen, verzögerte Knochenheilung und das Kompartmentsyndrom. Hinzu kommen die allgemein chirurgischen Komplikationen wie postoperativer Infekt, Wundheilungsstörungen und tiefe Beinvenenthrombose (Tabelle 1).

Tabelle 1. Frühkomplikationen der HTO

Peronaeusparese
Valgusüberkorrekturen
Kompartmentsyndrom
Instabile Osteosynthese bei zu hoch angesetzter Osteotomie
Tibiakopffraktur
Verzögerte oder unzureichende Heilung der Osteotomie
Allgemeine chirurgische Komplikationen (Infektion, Wundheilungsstörung, TVT etc.)

Tabelle 2. Spätkomplikationen der HTO

Korrekturverlust durch Nachsintern der Osteotomie
Pseudarthrose der Fibula
Beinlängenverkürzung
Erhöhte Laxität des lateralen Kapsel-Bandapparates
Veränderung des Q-Winkels mit femoropatellarem Schmerzsyndrom
Erschwerte Sekundärversorgung mit einer Endoprothese
Kompression N. peronaeus

Spätkomplikationen der HTO sind mögliche Korrekturverluste durch Nachsintern i.B. der medialen Osteotomie, eine Gefahr die v.a. bei durchgehender Osteotomie und einer allgemein schlechten Knochensubstanz auftritt, hier im speziellen Falle außerdem bei einem sehr medial und eher proximal gelegenen distalen Bohrkanal der VKB-Plastik. Hierbei bedeutet eine Sinterung von 4 mm einen Korrekturverlust von 3–4° [35]. Ein solcher Korrekturverlust mit Revarisierung führt nicht selten zu einer Insuffizienz des VKB-Transplantates. Im Zusammenhang mit dem „closing-wedge"-Verfahren kann es zu einer schmerzhaften Pseudarthrose der Fibula, eventueller Beinlängenverkürzung, einer erhöhten Laxität des LCL und einer Veränderung des Q-Winkels kommen. Dies ist besonders zu beachten, sollte bereits präoperativ u.U. ein retropatellares Schmerzsyndrom bestehen (Tabelle 2).

Die häufigsten Komplikationen der VKB-Plastik sind Bewegungseinschränkungen insbesondere in der Extension durch eine Arthrofibrose oder durch ein Impingement des Transplantates in der Notch.

Eigene Ergebnisse

Wir haben in unserer Klinik insgesamt 25 Patienten (18 Männer, 7 Frauen) mit einem Durchschnittsalter von 34 Jahren (22–54 Jahre) mit einer hohen Tibiaosteotomie in Kombination mit einer Bandplastik, einem Knorpeleingriff oder beidem versorgt (Abb. 5). 11mal war die Diagnose eine Knieinstabilität, 5mal eine Instabilität kombiniert mit einem Knorpelschaden sowie 9mal ein isolierter Knorpelschaden medialseitig. Die hohe Tibiaosteotomie wurde 12mal in Kombination mit einer VKB-Plastik, einmal mit einer HKB-Plastik, einmal mit einer postero-lateralen Rekonstruktion sowie 11mal mit

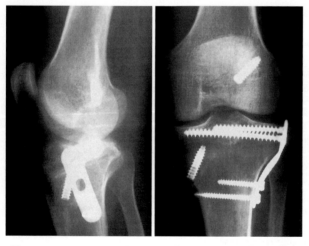

Abb. 5. Postoperative radiologische Kontrolle 3 Monate nach simultaner HTO und VKB-Plastik mit Patellarsehnentransplantat bei dem in Abb. 1 und 2 gezeigten 38jährigen Patienten

einem Knorpeleingriff durchgeführt. An Voreingriffen fanden sich 12 Innenmeniskuseingriffe, 15-mal war eine Rekonstruktion des vorderen Kreuzbandes durchgeführt worden, 6-mal ein Knorpeleingriff und einmal eine Tractopexie.

Sämtliche Patienten wurden 3 Monate und 6 Monate postoperativ klinisch und radiologisch nachuntersucht. Der mittlere Lysholm-Score betrug präoperativ 67 von 100 Punkten, 3 Monate postoperativ 84 Punkte und 6 Monate postoperativ 95 Punkte. Ein Patient mit kombinierter HTO und VKB-Plastik mußte aufgrund eines Korrekturverlustes mit verzögerter Konsolidierung 6 Wochen postoperativ revidiert werden und ist jetzt beschwerdefrei.

Diskussion

Zahlreiche Autoren haben sich seit Beginn der 70iger Jahre mit den Folgen einer unbehandelten Ruptur des vorderen Kreuzbandes beschäftigt [4, 11, 18, 20, 22, 23, 28, 29, 34] und auf die Problematik der sekundären Meniskusschäden und vor allem der medialen Gonarthrose mit begleitender Varusfehlstellung hingewiesen. Die in den klinischen Studien aufgezeigten Fallzahlen lassen auf eine große Anzahl von Patienten schließen, die einem operativen Eingriff zugeführt werden müßten. Entsprechende spezifische Therapiekonzepte wurden jedoch nicht vorgestellt.

1985 weist Noyes erstmalig auf den Einsatz der HTO als Erstmaßnahme bei VKB-insuffizienten Kniegelenken in Varusfehlstellung hin. O'Neill beschreibt 1990 [37] in einer eigenen Untersuchung die kombinierte Therapie aus valgisierender Tibiaosteotomie und VKB-Plastik. Die wenigen darauf folgenden Untersuchungen sind zahlenmäßig begrenzt, unterscheiden sich deutlich in Material und Methodik und bieten keine Langzeitergebnisse [7, 10, 11, 23, 24, 32, 36, 35].

Hinsichtlich der Indikation berücksichtigen nur Dejour et al. [10, 11] auch Patienten mit primärem, konstitutionellem Genu varum > 6° und VKB-Insuffizienz. Die restlichen Autoren schränken sie ein auf Fälle mit chronischer anteriorer Instabilität, Varusfehlstellung und beginnender medialer Gonarthrose.

Unterschiedliche Meinungen bestehen auch hinsichtlich der Fragestellung, wann eine isolierte HTO und wann ein kombiniertes Vorgehen aus HTO und VKB-Plastik gewählt werden sollte. Die meisten Autoren befürworten nur dann ein kombiniertes Vorgehen, wenn eine eindeutige subjektive und klinische Instabilität in Form von giving-way und positivem pivot-shift vorliegt [7, 23, 24, 35, 37]. Wir haben allerdings bislang noch keinen jüngeren Patienten gesehen, der nicht ein kombiniertes Beschwerdebild aus symptomatischer Arthrose und rezidivierenden Instabilitätsereignissen geboten hat.

Eine Altersgrenze für das kombinierte Vorgehen wird nur von Dejour et al. [11] und Lattermann [23] mit 40–45 J. angegeben. Unserer Ansicht nach stellt dies lediglich eine relative Kontraindikation dar. Wir versorgen einen älteren Patienten durchaus bei persistierender Instabilität nach HTO mit einer VKB-Plastik insofern keine fortgeschrittene Arthrose besteht.

Bezüglich der hohen Tibiaosteotomie (HTO) und der vorderen Kreuzbandplastik werden von den Autoren verschiedene Verfahren angewandt. Zudem variiert der Korrekturwinkel zwischen 0°-3° [10, 11], 1-3° [24] und 3-5° [35] Überkorrektur. Meist werden – wie auch in unserer Klinik – zur Operationsplanung Ganzbeinaufnahmen im Zweibeinstand verwendet. Bei Röntgenaufnahmen im Einbeinstand besteht unserer Meinung nach aufgrund der Varusverstärkung durch die ligamentäre Insuffizienz die Gefahr einer Überkorrektur.

Einigkeit unter den Autoren besteht hinsichtlich der Reihenfolge im Falle eines simultanen Eingriffes. Hierbei wird zuerst die HTO und dann die VKB-Plastik durchgeführt: einerseits um die korrekte Lage und Integrität des tibialen Bohrkanales zu gewährleisten, andererseits um eine korrekte Fixierung des Transplantates zu erreichen.

Die VKB-Plastik wird sowohl offen [5, 10, 11, 24, 37] als auch arthroskopisch [10, 11, 23, 33, 35] beschrieben, teilweise auch durch den großen Zeitumfang einiger Studien bedingt. Von einigen Autoren wird zudem eine zusätzliche posterolaterale extraartikuläre Plastik durchgeführt sowie, wenn erforderlich, die posteromediale Kapsel [10, 11, 24] rekonstruiert. Die isolierte extraartikuläre Plastik wird zwar in einigen Studien mitbehandelt [24, 35], besitzt aber aufgrund der persistierenden Instabilität postoperativ keinen therapeutischen Stellenwert mehr. Als Transplantat wird in der Regel das mittlere Patellarsehnendrittel oder ein entsprechendes Allograft verwendet [35]; reine synthetische Transplantate [24] erwiesen sich allesamt als insuffizient.

Tabelle 3. Übersicht postoperativer Ergebnisse verschiedener Autoren nach kombinierter HTO und VKB-Plastik

Autoren	N=	Follow-up	Score	Prä-op	Post-op
O'Neill u. James '90	10	⌧ = 3 Jahre	IKDC	3 × fair, 7 × poor (⇧ = 39/100 pts)	1 × excellent, 7 × good, 2 × fair (⇧ = 67/100 pts)
Lerat et al. '93	53 ges. 28 > 4 J. gewertet > 4 J.	⌧ = 9 Jahre	ARPEGE		12 × exzellent 9 × gut 7 × befriedigend
Lattermann u. Jakob '96	16	⌧ 5,8 Jahre	IKDC	Alle abnormal u. severely abnormal	12 × nearly normal (4 × 2 Kat. gebessert) 4 × keine Besserung
Boss et al. '95	27/34	I = 2–5 J. 22% II = 5–10 J. 52% III > 10 J. 26%	IKDC		1 Pat. normal 34% nearely normal 37% abnormal 26% severly abnormal Subjektiv 80% nearly normal und normal
Dejour et a.l '93	44/50	⌧ = 3,6 J. (1–10 J.)	ARPEGE	5% mäßig 95% schlecht	46% exzellent 18% gut, 28% mäßig 7% schlecht subjektiv 91% sehr zufrieden und zufrieden

Die HTO wird in der Regel im sogenannten „closing-wedge"-Verfahren durchgeführt: d. h. zuklappend nach Entnahme eines lateralen Knochenkeils mit Fibulaosteotomie und Osteosynthese, und mit Klammern (staples) [7, 10, 11, 24, 37] oder Platten [7, 23, 24, 35] fixiert. Eine bessere Stabilität wird durch die Verwendung von L-Platten erreicht. Um eine vermehrte Laxität des lateralen Kollateralbandes zu vermeiden, fixiert O'Neill [37] zusätzlich das osteotomierte Fibulaköpfchen mit einer Spongiosaschraube an den lateralen Tibiakopf.

In einigen Fällen wird auch ein „opening-wedge"-Verfahren beschrieben: d. h. medial aufklappend mit Einfügen eines autogenen Keiles (meist Beckenkammspan) [7, 10, 11, 23] oder eines Allografts [24] mit oder ohne Staplefixation [10, 11, 23, 24].

Das „closing-wedge"- Verfahren stellt das technisch einfachere und eigentliche Standardverfahren dar. Vorteile sind eine bessere mögliche Überkorrektur sowie eine u.U. positive Korrektur eines zu großen tibial slope [10, 11]. Von Nachteil sind die notwendige Fibulaosteotomie, eine mögliche Beinlängenverkürzung, die Veränderung des Q-Winkels und eine Laxität des LCL.

Beim „open-wedge"-Verfahren entfällt die Fibulaosteotomie; allerdings ist die zusätzliche Entnahme eines Knochenkeiles nötig und es kann zudem zu einer Zunahme des tibial slope kommen.

Literaturergebnisse und Schlußfolgerung

Alle Autoren [7, 10, 11, 23, 24, 35, 37] konnten gegenüber präoperativ eine deutlich signifikante Beschwerde-/ Schmerzbesserung und eine Zunahme der Gebrauchsfähigkeit des Kniegelenkes im Alltag feststellen (Tabelle 3).

Eine wesentliche Progredienz der medialen Arthrose ließ sich nicht darstellen; wobei die degenerativen Veränderungen in vielen Fällen nicht mit dem subjektiven Beschwerdebild der Patienten korrelierten.

Allerdings kam es zu keiner Verbesserung der postoperativen Sportfähigkeit insbesondere in den Wettkampfsportarten. Die meisten Patienten reduzierten ihre Aktivitäten auf belastungsarme, nicht pivotierende Sportarten.

Zusammenfassend bleibt festzuhalten, daß das Ziel dieser Therapie die Schmerzlinderung und Verbesserung der allgemeinen Gebrauchsfähigkeit des Kniegelenkes sein muß. Eine vollständige Wiederaufnahme sportlicher Aktivitäten darf nicht erwartet werden.

Literatur

1. Aglietti B, Buzzi R, Zaccherotti G, De Biase P (1994) Patellar tendon versus doubled semitendinosus and gracilis tendons for anterior ligament reconstruction. Am J Sports Med 22:211–218
2. Aglietti P, Buzzi R, D'Andria S, Zaccherotti G (1992) Arthroscopic anterior cruciate ligament reconstruction with patellar tendon. Arthroscopy 8(4):510–16

3. Aglietti P, Rinonapoli E, Struinga G, Taviani A (1983) Tibia osteotomy for the varus osteoarthritic knee. Clin Orthop 176:239–251
4. Aubriot JH, Rivat P (1983) Arthrose fémoro-tibiale et laxité du genou avec atteinte du ligament croisé antérieur. Rev Chir Orthop 69:291–294
5. Bohr H (1976) Experimental osteoarthritis in the rabbit knee joint. Acta Orthop Scand 47:558–565
6. Bonnin M (1990) La subluxation tibiale antérieure en appui monopodal dans les ruptures du ligament croisé antérieur: étude clinique et biomécanique. Med Dissertation Lyon
7. Boss A, Stutz G, Oursin C, Gächter A (1995) Anterior cruciate ligament reconstruction combined with valgus tibial osteotomy (combined procedure). Knee Surg, Sports Traumatol, Arthroscopy 3:187–191
8. Bruns J, Volkmer M, Luessenhop S (1993) Pressure distribution at the knee joint. Influence of varus and valgus deviation without and with ligament dissection. Arch Orthop Trauma Surg 133:12–19
9. Coventry MB, Ilstrup DM, Wallrichs SL (1993) Proximal tibial osteotomy. A critical long-term study of eighty-seven cases. J Bone and Joint Surg 75A:196–201
10. Dejour H, Neyret P, Boileau P, Donell ST (1994) Anterior cruciate reconstruction combined with valgus tibial osteotomy. Clin Orthop (299):220-22-8
11. Dejour H, Neyret P, Bonnin M (1994) Chapter 42, Instability and osteoarthritis. In: Fu F, Harner CD (eds) Knee surgery, S 859–875. Williams & Wilkins, Baltimore
12. ESKA Consensus Conference Final Paper (1990) The treatment of acute rupture of the anterior cruciate ligament. Fourth Congress of the European Society of Knee Surgery and Arthroscopy, 25–30 June 1990, Stockholm, Sweden
13. Gariépy R (1964) Genu varum treated by high tibial osteotomy. In: Proceedings of the Joint Meeting of Orthopaedic Associations. J Bone and Joint Surg 46B (4):783–784
14. Grelsamer RP (1995) Current concepts review. Unicompartmental osteoarthrosis of the knee. J Bone Joint Surg Vol. 77-A (2):278–292
15. Harrington IJ (1983) Static and dynamic loading patterns in knee joints with deformities. J Bone Joint Surg 65A:247–259
16. Hernigou P, Medevielle D, Debeyre J, Goutallier D (1987) Proximal tibia osteotomy for osteoarthritis with varus deformity. A ten to thirteen year follow-up study. J Bone and Joint Surg 69A:332–354
17. Holden DL, James SL, Larson RL, et al (1988) Proximal tibial osteotomy in patients who are fifty years old or less. J Bone Joint Surg 70A:977–982
18. Indelicato P, Bittar E. (1985) A perspective of lesions associated with ACL insufficiency of the knee. A review of 100 cases. Clin Orthop 198:77–80
19. Insall JN, Joseph DM, Msika C (1984) High tibial osteotomy for varus gonarthrosis. A long-term follow-up study. J Bone Joint Surg 66A:1040–1048
20. Jacobsen K (1977) Osteoarthritis following insufficiency of the cruciate ligaments in man: a clinical study. Acta Orthop Scand 48:520–26
21. Johnson F, Leitl S, Waugh W (1980) The distribution of load across the knee: a comparison of static and dynamic measurements. J Bone Joint Surg 62B(3):346–349
22. Keyes GW, Carr AJ, Miller RK, Goodfellow JW (1992) The radiographic classification of medial gonarthrosis. Correlation with operation methods in 200 knees. Acta Orthop Scand 63(5):497–501
23. Lattermann Chr, Jakob RP (1996) High tibial osteotomy alone or combined with ligament reconstruction in anterior cruciate ligament-deficient knees. Knee Surg, Sports Traumatol Arthroscopy 4:32–38
24. Lerat JL, Moyen B, Garin C, Mandrino A, Besse JL, Brunet-Guedj E (1993) Laxité antérieure et arthrose interne du genou. Résultats de la reconstruction du ligament croisé antérieur associée à une ostéotomie tibiale. Rev Chir Orthop Reparatrice Appar Mot 79(5):365–374
25. Lobenhoffer P, Tscherne H (1993) Die Ruptur des vorderen Kreuzbandes. Heutiger Behandlungsstand. Unfallchirurg 96:150–68
26. Maquet P (1976) Valgus osteotomy for osteoarthritis of the knee. Clin Orthop 120:143–148

27. Marshall JL, Olsson SE (1971) Instability of the knee: a long term experimental study in dogs. J Bone Joint Surg 53A:1561–70
28. McDaniel WJ, Dameron TB (1980) Untreated ruptures of the anterior cruciate ligament: a follow-up study. J Bone Joint Surg 62A:696–705
29. McDaniel WJ, Dameron TB (1983) The untreated anterior cruciate ligament rupture. Clin Orthop 172:158–163
30. McDevitt C, Gilbertson E, Muir M (1977) An experimental model of osteoarthritis: early morphological and biomechanical changes. J Bone Joint Surg 59 B:24
31. McKellop HA, Sigholm G, Redfern FC, Doyle B, Sarmiento A, Luck JV (1991) The effect of simulated fracture-angulations of the tibia on cartilage pressures in the knee joint. J Bone Joint Surg 73A:1382–1391
32. Morrey B.F. (1989). Upper tibial osteotomy for secondary osteoarthritis of the knee. J Bone Joint Surg 71B(4):554–559
33. Neuschwander DC, Drez Jr D, Paine RM (1993) Simultaneous high tibial osteotomy and ACL reconstruction for combined genu varum and symptomatic ACL tear. Orthopedics 16(6):679–684
34. Neyret P, Doneil ST, Dejour H (1993) Results of partial meniscectomy related to the state of the anterior cruciate ligament. J Bone Joint Surg 75 B:36–40
35. Noyes FR, Barber SD, Simon R (1993) High tibial osteotomy and ligament reconstruction in varus angulated, anterior cruciate ligament-deficient knees. A two- to seven-year follow-up study. Am J Sports Med Jan/Feb 21(1):2–12
36. Noyes FR, Schipplein OD, Andriacchi TP et al (1992) The anterior cruciate ligament-deficient knee with varus alignement: An analysis of gait adaptations and dynamic joint loadings. Am J Sports Med 20(6):707–716
37. O'Neill DF, James SL (1992) Valgus osteotomy with anterior cruciate ligament laxity. Clin Orthop (278):153–159
38. Odenbring S, Tjornstrand B, Egund N, et al: Function after tibial osteotomy for medial gonarthrosis below aged 50 years. Acta Orthop Scand 60:527–531
39. Shelbourne KD, Wilckens JH (1990) Current concepts in anterior cruciate ligament reconstruction. Orthop Rev 19:957–964
40. Veltri DM (1997) Arthroscopic anterior cruciate ligament reconstruction. Arthroscopic surgery, part II: the knee. Clin Sports Med 16(1):123–144
41. Veltri DM, Deng XH, Torzilli PA, Warren RF, Maynard MJ (1995) The role of the cruciate and posterolateral ligaments in stability of the knee. A biomechanical study. Am J Sports Med 23(4):436–43
42. Wang J, Kuo KN, Andriacchi TP et al. (1990) The influence of walking mechanism and time on the results of proximal tibial osteotomy. J Bone Joint Surg 72A:905–909

Druck: Druckerei Zechner, Speyer
Verarbeitung: Buchbinderei Schäffer, Grünstadt